推薦序 · Foreword

有一次參加里長辦的旅遊活動時，一位年約八歲小女孩哭哭啼啼喊肚子疼，當時在郊外大家束手無策時，游老師自告奮勇從背包裏拿出2根削尖的筷子，請女孩坐下，把腳伸出來，在第2指的指甲邊厲兌穴針下去，定針時要女孩吸氣時雙手上舉，吐氣時雙手放下來，嘴巴也不得閒著要啊……出聲，越大聲越好，當時很多人好奇圍著看熱鬧，雙手上下舉了六次，小女生說不痛了，笑逐顏開跟弟弟喧嘩著玩去了，第一次目擊筷子針的厲害。大家請老師開班授課，在里長安排下就順利開課。

某天上課時，一位同學跛著腳穿著涼鞋，將小指頭擺在涼鞋外面，碰不得，她說小指踢到石頭，痛到無法穿鞋，老師用筷子在小指附近的束骨下第一針再來是至陰和俠溪，每穴定住兩分鐘，同時要啊出聲讓筋鬆洩，配合吸氣，吐氣，雙手抬高又放下，約莫六分鐘後在小指推一推順氣，同學喜出望外說好了八成，回家後第二天依樣畫葫蘆再針一次，就完全痊癒。

筷針是沒有侵入性的療法，它給予末梢神經刺激，它利用皮膚感覺中的痛覺，能夠促使身體產生旺盛的抵抗力和自癒能力，又筷子可輕易取得，而效果又驚人，這種治療方法能在家中操作。我常建議老師，將筷針技術透過付梓成書流傳下來，最好將鉅細靡遺的寶貴經驗傳承下來，成為每家一本的必備藏書，造福人群，功德無量。

中以合作藥用植物協會理事

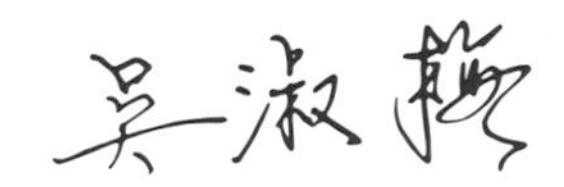

推薦序 · Foreword

本書所出版之內涵，係作者游基聰老師一生之心血研究，及經過各種公開場合和無數義診的經驗心得。以文字、圖解方式彙整編輯，提供給出版社再精製出版，來回饋讀者及社會有緣人的機會。讓他之善行及善知識，可以流傳使用，有益個人健康。

作者是本會在 2016 及 2017 年舉辦活動，所邀請幫本會會員及有參加活動人士，來作義診及開班授課，是位傑出優秀之筷鍼老師；使得受他恩惠及指導之人士皆受益良多並非常感恩。

他的筷鍼出版書籍，內涵豐富又有他研製之工具配合使用，使得更容易瞭解及操作，為達到功效，有些動作個人就可以操作，有些部位是要兩人共同搭配；因此要有兄弟、姊妹、夫妻、父子、母女、朋友、一起學習操作，其受到的益處及功效會更好。

本人在此推薦此書及作者之用心，與良善良行美意出版，值得鼓勵和支持。期望此書藉以推廣得到讀者及有緣人大力使用，造就身體健康，國人及人類之健康；也感謝及期盼大家受益無窮，並也祝福他功德無量，本書源源不絕流傳出版。

中華亞太 EMBA 交流協會理事長

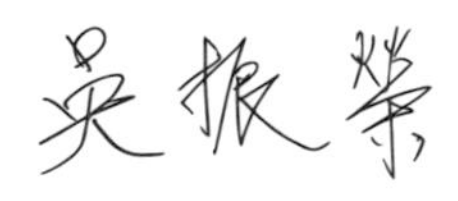

很榮幸可以為游老師的大作寫推薦序，我是本書的受益人，我的罕見疾病保健也用的上。游老師的獨特研發的【隨來筷鍼】簡便易學，助人助己在公益專案上非常值得我大力推薦。

邁向高齡化的台灣及大陸吹起一陣「經絡養生」風潮，多年來游老師常常義診，教導 DIY 敲打經絡、按壓穴位的養生知識，早些年我就希望他能有著作，幫助更多的人。

【經絡暢通，病不上身】，「經絡」如果暢通無阻，氣血得以順利運行全身，臟腑、皮肉筋骨、關節及其他組織可獲得滋養，身體便不會產生病痛；反之，如果因習慣不良，例如長期姿勢不正確造成肌肉僵硬，使經絡堵塞，氣血輸送受阻礙，累積一段時間後，先出現疼痛不適，更嚴重就形成疾病。

若人人懂得自我保健，可以省下不少健保費用，不必打針吃藥，只需每天 10 ～ 20 分鐘敲經按穴，就能一身無病、延年益壽，甚至解決困擾多數現代人的肥胖、痠痛、疲勞、失眠、便秘等健康問題。依循人體的經絡推壓揉按，可放鬆僵硬的肌肉，消除疼痛，甚至幫忙塑身、排毒、提升免疫力。因此，「保持經絡暢通」是中醫養生保健的最高原則，從古至今，不斷發展的各種治療保健方法，如針灸、氣功、太極、武術，及推拿、敲打、按穴位、刮痧、拔罐……，無一不在促進經絡暢通。

前總統府資政，享壽 103 歲的陳立夫，養生長壽祕訣之一就是按摩全身。他每天早晨花 40 分鐘一邊淋浴，一邊由眼部開始，然後太陽穴、耳朵、後腦、鼻、頸，一路按摩到腳心，每個部位按摩 100 次，促進血液循環，40 年如一日。

讓我們一起跟游老師學習及懂得自我保健快樂的～慢慢老去！

國際公益專案管理師首席講師

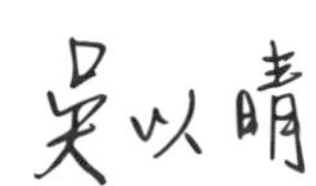

作者序 · Preface

余出生於中藥世家，耳濡目染下，自小對經絡與中藥就有濃厚興趣，在高中求學期間，課餘空閒時，就在周爾晉醫師處當學徒，周醫師是台灣頂尖的穴位外治高手，在其殷殷教誨下，一學就是五年。

結婚後，因緣際會，公司派我到德國學習高溫胚布整型機與紡織廠整體生產過程及設廠，在學習期間，認識了許多在德國求學的華人及亞洲人，當他們碰到身體病痛時，我會以傳統的按壓揉技術及中藥幫助他們解除痠痛，不僅肯定自己的學能，也因助人而感到快樂。

台灣已進入高齡化的社會，隨著平均餘命的延長，退休後的生活已成了大家討論的話題，而人，退休以後最重要的東西是什麼呢——「身體健康」。

自己身體健康就是給子孫最好的財富，能給子孫愛的關懷，也使全家能溫暖幸福在一起，讓子孫深深體會到「有你真好」，那才是幸福的人生。

本書就是透過「筷鋮」與「推筋棒」簡單易做的動作，運用自己的能量，來拉動自己的筋骨與肌肉，並藉按壓揉刺激穴道，使肺呼吸順暢，心氣旺盛，血脈充盈，面色紅潤，胃和脾相互協同，幫助消化和吸收及運轉暢通，脾氣旺則人體氣血充沛，以營養肌肉，以供應人體四肢的正常活動；腎的精氣則使骨髓的生活有源，骨骼得到髓的充分滋養而有力；肝氣疏泄功能正常，氣機調節通暢情況下，氣血平和，心情舒暢，啟動治癒自體的能源，時時摩壓經絡，活動筋脈，促使原來滯礙的身體，重新恢復生機，達到身心靈的養生保健，是筷鋮一居家保健最高的宗旨。

而拙著苦結於有緣之人而達強身健體之效，則不負恩師及家傳所學，亦不負吾助人為樂之本心矣！

隨來筷鋮有限公司總經理

張慧聰

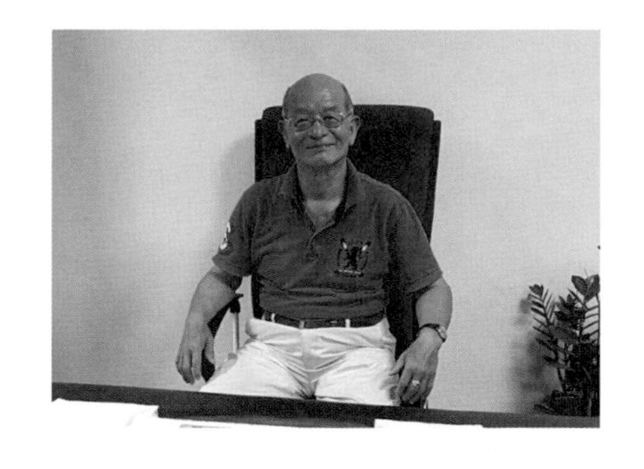

游基聰

隨來筷鋮有限公司總經理

工作經歷

- 於頂尖的穴位外治高手周爾晉醫師處做學徒 5 年
- 李秋霞博士研究所（經絡保養、症狀復健）
- 李毅宗能量研究中心講師（中國傳統醫學與經絡生物能量研究課程）
- 仁安堂中醫診所整復員
- 蔡安術聯合診所復健員
- 日本友和協會健康道場會員

教學經歷

- 基督教長老會多所分會　經絡推拿按摩教學老師
- 台北市里辦公室　居家經絡按摩教學老師
- 富邦金控經理級　經絡推拿按摩教學老師
- 康和金控主管級　經絡推拿按摩教學老師
- 鴻海公司台灣區主管級　經絡推拿按摩教學老師
- 宏達電公司台灣區主管級　經絡推拿按摩教學老師

相關證照

- 93 年度中華國術運動傷害整復協會——中華國術運動傷害整復訓練班 33 期
- 93 年度佛光人文學院——脊椎活化整療菁英班
- 95、96 年度勞委會職訓局——推拿整復訓練班
- 96、97 年度勞委會職訓局——推拿整復（進階）訓練班
- 97、98 年度勞委會職訓局——推拿整復（高階）訓練班
- 中華國術運動傷害整復師（衛生署醫字 8170239 號）

目錄

Contents

- 01 -

筷鍼的基礎

Basis

- 02 -

身體機能 對症取穴修復篇

Repair

- 03 -

工作病、壓力及情緒不佳改善篇

Improve

- 04 -

美容塑身篇

Facial & Body sculpting

- 05 - 附錄 Appendix

本書使用說明

本書共分為 5 大篇，第 1 篇介紹筷鍼和推筋棒兩種按摩工具的用途，以及找穴技巧、按摩指法和相關注意事項；第 2 篇至第 4 篇為本書重點，針對日常生活中常見的大小病症，從症狀表現、造成原因、預防方法，到對症取穴的按摩技巧及流程，均加以說明，並附有穴道按摩的動態影片；第 5 篇，將書中運用的穴道整理成簡表和症狀對照表，方便讀者運用此書，快速找到改善身體不適的方法。

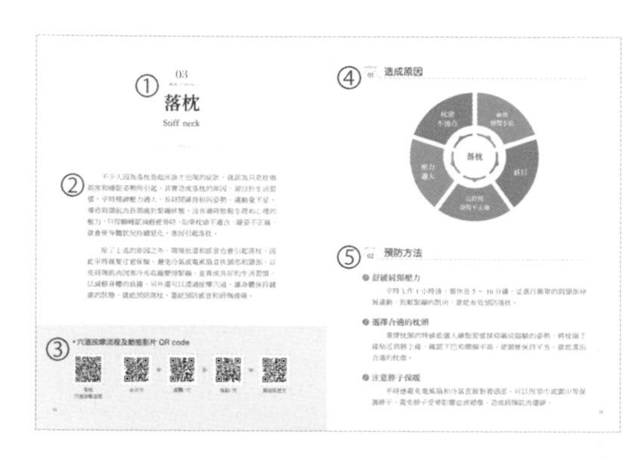

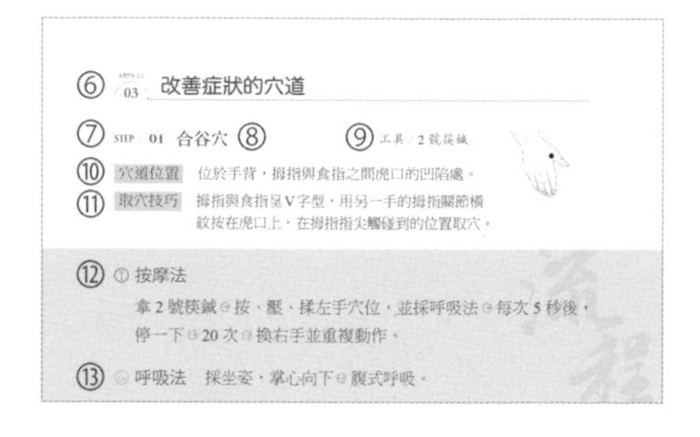

① **篇章序號**
對照目錄的篇章排序，標示此篇的序號。

② **症狀名稱**
症狀的中英文名稱。

③ **症狀介紹**
說明症狀的表現、造成原因、預防方法。

④ **按摩流程 QR Code**
改善症狀的穴道按摩流程，以及穴道按摩的動態影片 QR Code。

⑤ **造成原因**
以圖表說明造成症狀的主要原因。

⑥ **預防方法**
提醒讀者平時需要注意的事項，以及提供預防症狀的方法。

⑦ **步驟編號**
對照改善症狀的穴道按摩流程，標示穴道的步驟編號。

⑧ **穴道名稱**
說明按摩的穴道名稱（註：出現「＋」表示同時按摩）。

⑨ **按摩工具**
依不同穴道運用不同的工具，可能是筷鍼、推筋棒或手指指腹。

⑩ **穴道位置**
以文字和圖示說明穴道的所在位置。

⑪ **取穴技巧**
說明穴道的找尋技巧。

⑫ **按摩法**
說明運用工具按摩穴道的技巧。

⑬ **呼吸法**
說明按摩穴道時，須配合進行的呼吸法。

PART 1

筷鋮的基礎

認識筷鍼及推筋棒

現代人因為生活習慣和環境的影響，所以容易出現全身痠痛、疲勞、胸悶、頭痛等症狀，此時就可以利用非侵入性的筷鍼及推筋棒，針對不同症狀進行穴道按摩，以改善身體狀況。

筷鍼，顧名思義形似筷子，是運用中醫學「鍼點」技法來刺激穴道的按摩工具，但不同於侵入性的針灸，筷鍼的操作技法如同指壓手法，只需要在穴道位置進行按、壓或揉，並搭配腹式呼吸與肢體動作，就能疏通全身氣血，達到活血化瘀的功效，既安全又容易上手。

而推筋棒也與一般的推拿板不同，是將四個邊做不同用途的設計，使得推筋棒既能刮痧，又能推筋，讓操作者在按摩過程中，不需要準備多種按摩工具，就能使用推筋棒針對不同的身體部位和症狀，有效紓解身體的疲勞或疼痛。

Tip 在動態影片的操作說明中，「鍼」穴道的意思，就是「按、壓」穴道。

ARTICLE 01 筷鍼

筷鍼的長度為 14.7 公分，整體邊緣圓潤，適合手握施力，主要用於按、壓、揉穴道，或是推骨頭與骨頭接縫沾黏的筋肉。在每套筷鍼工具組中，有四種號數的筷鍼，且分別有兩支，讓操作者可以同時進行兩側穴道按摩，也能因應不同穴道位置和身體狀況，選用合適的按摩工具。

◇ 工具組

1 號筷鍼

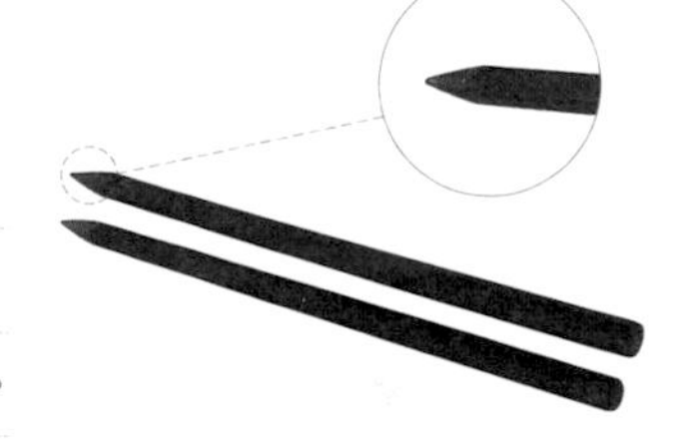

按摩端	尖銳。
用　途	按、壓穴道，對穴道刺激較強。
適用部位	腳掌、手掌、手臂、背部、腹部的部位。

2 號筷鍼

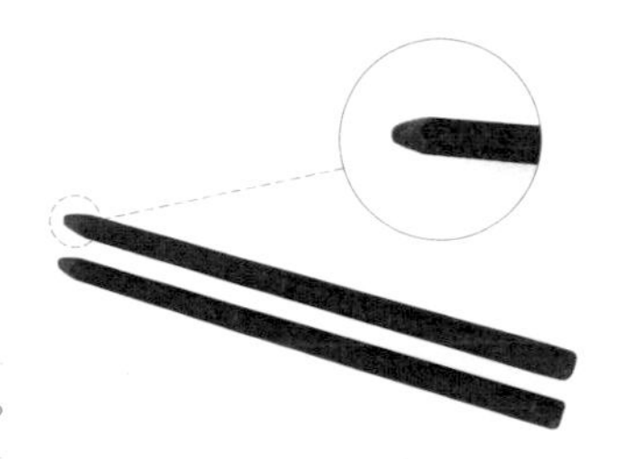

按摩端	1/2 圓滑。
用　途	按、壓、揉穴道，對穴道刺激適中。
適用部位	身體、背部、手臂、大腿和小腿的部位。

3 號筷鍼

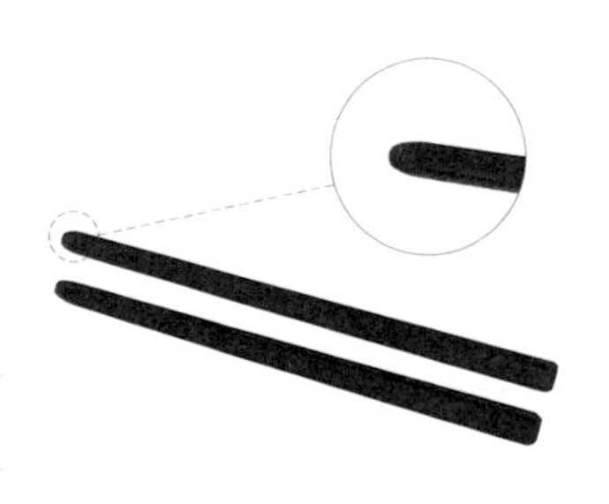

按摩端	圓滑。
用　途	推骨縫沾黏的筋肉。
適用部位	脊椎、手、腳骨縫的部位。

4 號筷鍼

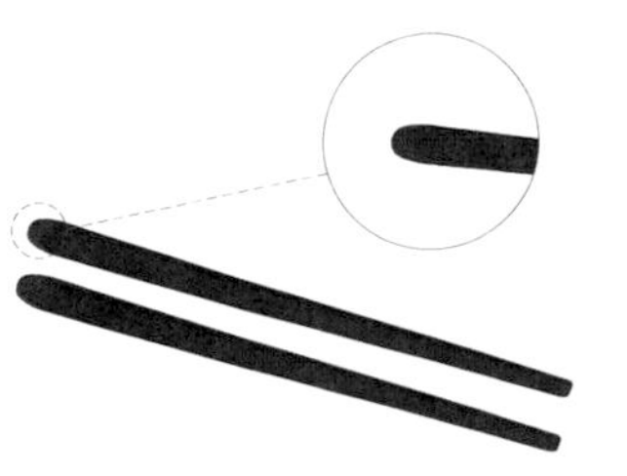

按摩端	圓滑且大。
用　途	按、壓、揉骨縫的筋肉。
適用部位	胸部肋骨、背部脊椎、大腿的部位。

ARTICLE 02 推筋棒

推筋棒的長度為 29.8 公分、寬度為 2.4 公分、厚度為 0.7 公分，並將四個邊做不同的設計，以具備多種用途，因此不同於一般推拿板，更方便操作者使用。

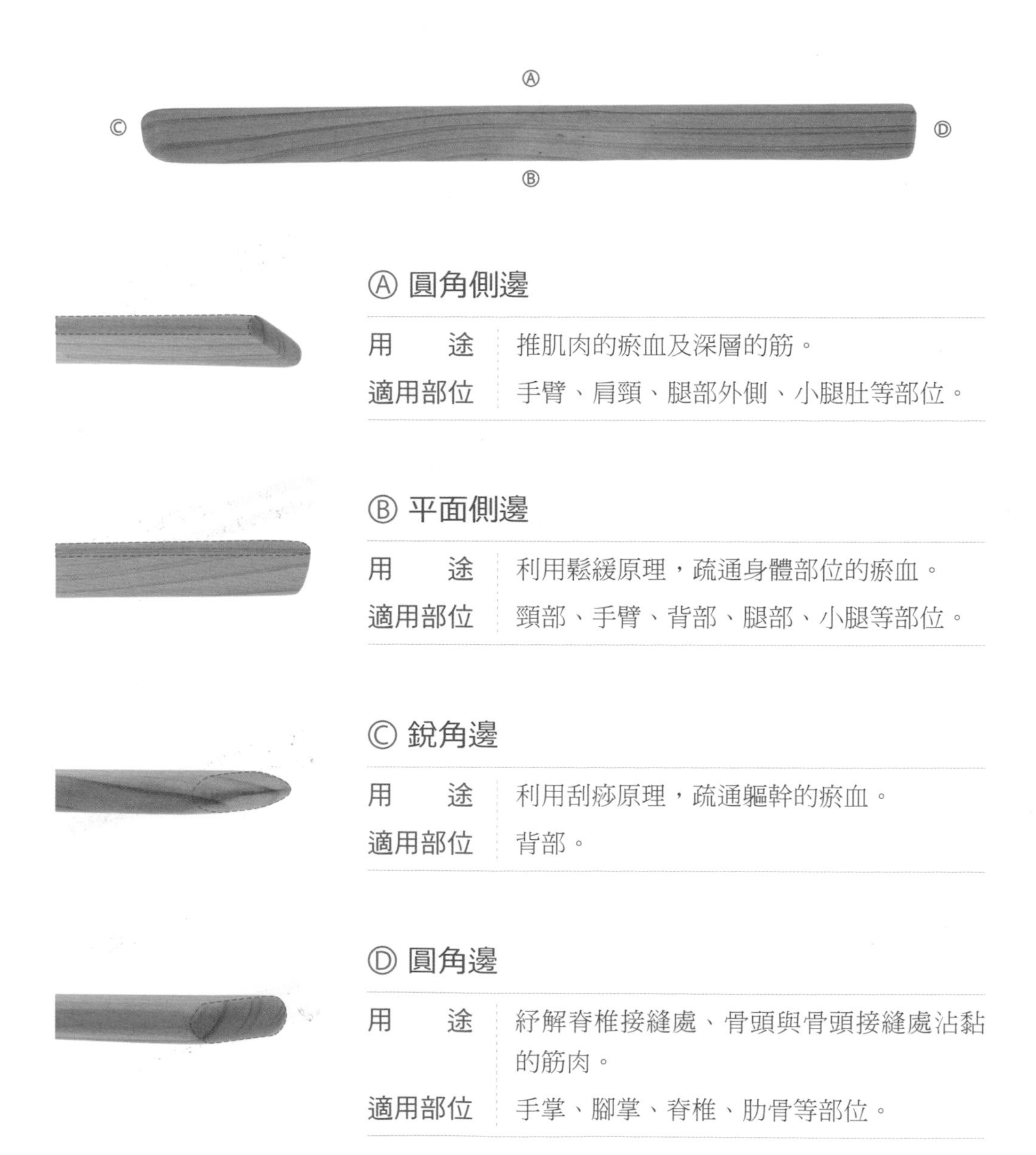

Ⓐ 圓角側邊

用　　途	推肌肉的瘀血及深層的筋。
適用部位	手臂、肩頸、腿部外側、小腿肚等部位。

Ⓑ 平面側邊

用　　途	利用鬆緩原理，疏通身體部位的瘀血。
適用部位	頸部、手臂、背部、腿部、小腿等部位。

Ⓒ 銳角邊

用　　途	利用刮痧原理，疏通軀幹的瘀血。
適用部位	背部。

Ⓓ 圓角邊

用　　途	紓解脊椎接縫處、骨頭與骨頭接縫處沾黏的筋肉。
適用部位	手掌、腳掌、脊椎、肋骨等部位。

如何找到身體穴道

對於一般人而言，想要短時間內找出穴道的正確位置並加以按摩，似乎有點困難，但實際上，使用筷鋮或推筋棒進行穴道按摩時，不同於講求精確的針灸，只需要學會下述的找穴技巧，並依照書中取穴技巧的操作說明，就能快速找到穴道，即便與實際位置有點差距，但只要在穴道附近0.5公分的範圍內，一樣可以達到按摩功效。

ARTICLE 01 手指度量法

人有高矮胖瘦，骨節長短也各有不同，並根據中醫學的「同身寸」說法，以自己的手指為尺度，就可以正確找到自己身體的穴道位置。例如：位於肚臍正下方四橫指寬處，即為關元穴（如圖一）。

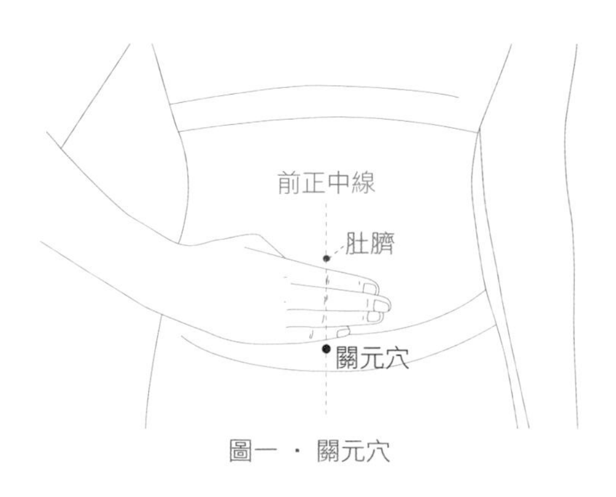

圖一・關元穴

◇ 手指尺寸

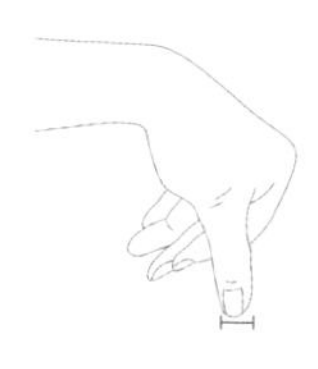

拇指橫寬（1 寸）

拇指橫寬，約 1.5 ～ 2 公分。

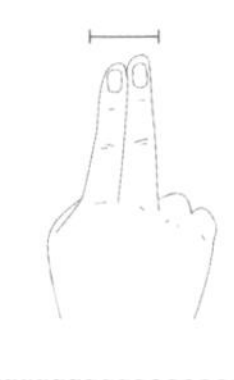

兩橫指寬（1.5 寸）

食指與中指併攏，兩指寬約 3 ～ 4 公分。

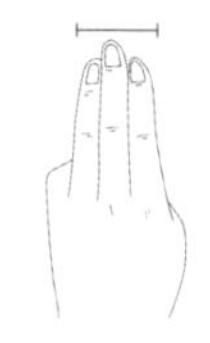

三橫指寬（2 寸）

食指、中指與無名指併攏，三指寬約 5 ～ 6 公分。

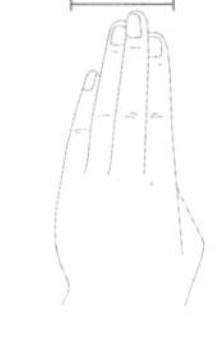

四橫指寬（3 寸）

食指至小拇指併攏，四指寬約6 ～ 7公分。

> **Tip** 1 寸（英寸）= 2.54 公分。

ARTICLE 02 身體標誌定位法

運用身體各部位的特徵，或是特定動作姿勢才會出現的特徵，作為判別穴道位置的身體標誌，而身體標誌可分為固定標誌和動作標誌。

◇ 固定標誌

眼睛、鼻子、眉毛、腳踝、指甲、肚臍、手腕橫紋等，都是較不會受到動作姿勢影響的標誌，也是常見判別穴道的指標。例如：位於左右眉頭連線的中點處，即為印堂穴（如圖二）。

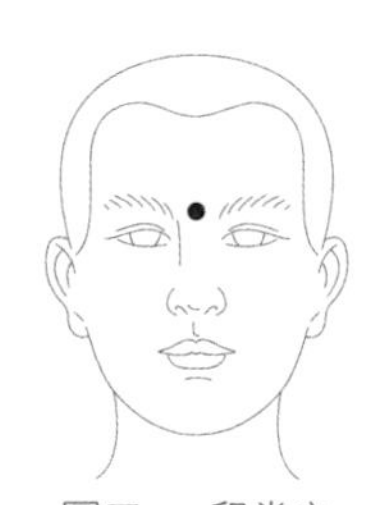

圖二 · 印堂穴

◇ 動作標誌

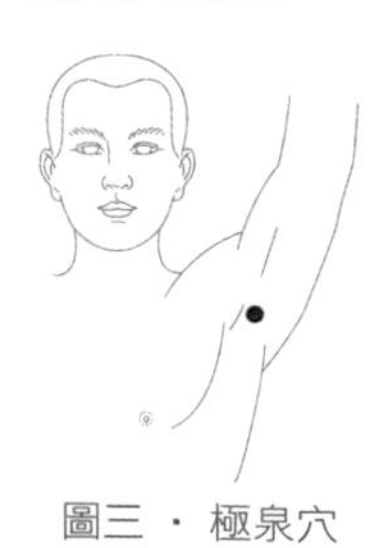

圖三 · 極泉穴

必須採取特定的動作姿勢，使相應部位的關節、肌肉和皮膚產生空隙、凹陷、尖端等，才會出現的標誌。例如：抬起手臂後，腋窩正中央的凹陷處，即為極泉穴（如圖三）。

ARTICLE 03 徒手找穴法

Step 01 觀察

觀察皮膚的狀況，如果身體健康，穴道周遭的皮膚會呈現出光澤和彈性；如果不健康，穴道周圍的皮膚則會呈現出乾燥、粗糙或泛油光，或是血液循環變差而泛紅，或是色素沉澱而產生黑斑。

Step 02 抓捏

用手指輕捏觀察到異樣的皮膚部位，如果感受到針刺般的疼痛，或是有顆粒狀或塊狀的硬結，或是與周圍皮膚溫度不同，那感覺異常的部位就可能是穴道所在位置。

Step 03 按壓

用指腹按壓在感覺異常的皮膚部位，並以畫圈的方式按揉，如果感覺強烈的痠痛，並讓身體自然的抽動想逃避，但按、壓、揉一陣子後，卻感覺很舒服時，就是穴道所在的位置。

穴道按摩指法

在找到穴道位置後，就可以使用筷鋮或推筋棒進行穴道按摩，並搭配指壓的按摩技巧，在按摩前，讓穴道周圍的肌肉放鬆，能有效提升按摩功效；在按摩後，則可以舒緩按摩後感到疼痛的部位，讓身體感到舒適。

以下提供最常用的幾種按摩指法，只要在穴道按摩過程中，適時的搭配運用，就能改善身體疲勞或病痛。

ARTICLE 01 按法

手法	使用部位	使用要領	適用部位	適用時機
指按法	拇指指腹	用拇指指腹按壓在穴道部位，力道由輕到重，按壓位置保持穩定，並持續約30秒。	全身的局部部位，如手部、臉部等。	按摩前。
掌按法	手掌掌根	用手掌掌根，或雙手交疊的方式，垂直按壓在穴道部位，由輕到重逐漸向下施力，保持穩定，並持續約30秒。	面積較大的部位，如腰部、背部、腹部等。	按摩前。

Tip 在按摩結束前，須逐漸減輕力道直至結束，不能突然結束，容易造成身體不適。

ARTICLE 02 摩法

手法	使用部位	使用要領	適用部位	適用時機
指摩法	四指指腹	將手指併攏，用四指指腹在皮膚上做順時針的撫摸，力道輕柔，速度保持穩定，並持續約 60 秒。	臉部、胸部、腹部等。	按摩前。
掌摩法	手掌掌心	用手掌掌心，在皮膚上做順時針的撫摸，力道輕柔，速度保持穩定，並持續約 60 秒。	胸部、頸部、腿部等。	按摩前。

ARTICLE 03 揉法

手法	使用部位	使用要領	適用部位	適用時機
指揉法	拇指指腹	用拇指指腹，在局部部位上做順時針揉動，力道適中且有規律，以帶動該部位的皮下組織，並持續約60秒。	全身的局部部位，如胸部、腹部等。	按摩後。
掌揉法	手掌掌根或掌心	用手掌掌根或掌心，在局部部位上做順時針揉動，力道適中且有規律，以帶動該部位的皮下組織，並持續約 60 秒。	面積較大的部位，如背部、胸部、腿部等。	按摩後。

ARTICLE 04 推法

手法	使用部位	使用要領	適用部位	適用時機
指推法	拇指指腹	用拇指指腹的側面在穴道或局部部位，做單向的直線或弧線推進，力道保持均勻，每次按摩約 4 ～ 5 次。	面積較小的局部部位，如肩膀、手部、腳部等。	按摩後。
掌推法	手掌掌心	用手掌掌心，或是雙手交疊的方式，在大面積的穴道部位，做單向的推壓按摩，力道保持均勻，每次按摩約 4 ～ 5 次。	面積較大的部位，如背部、胸部、腹部等。	按摩後。

Tip 在進行推法前，建議先在皮膚上塗抹少量的潤滑劑，減少阻力，避免皮膚擦傷。

ARTICLE 05 拿法

手法	使用部位	使用要領	適用部位	適用時機
三指拿法	拇指與食指、中指	用大拇指與食指、中指捏住穴道部位，動作有規律，並持續做上提動作，每次按摩約 4 ～ 5 次。	頭部、頸部、肩膀和四肢。	按摩前。
五指拿法	五指	用拇指與其餘四指捏住穴道部位，動作有規律，並持續做上提動作，每次按摩約 4 ～ 5 次。	頸部、背部、腰部和四肢。	按摩前。

筷鍼按摩的注意事項

筷鍼或推筋棒的按摩療法，雖然安全性較高，但在進行前與進行後，仍有些事項需要特別注意，所以先充分了解這些事項，再進行穴道按摩，才能達到事半功倍的效果。

ARTICLE 01 按摩須知

◇ 按摩前

1. 取下飾物：記得先將手錶、戒指、耳環、項鍊等飾物或金屬取下，避免按摩過程中造成傷害。
2. 清潔手部：用溫水清洗手部，保持手部清潔，也避免手冷觸摸皮膚而引起肌肉緊張，影響按摩功效。
3. 注意保暖：室內空氣須保持流通、溫度舒適，且在按摩前將雙手搓暖，促進血液循環，以提升按摩功效。
4. 消毒按摩工具：使用筷鍼或推筋棒等按摩工具前，先以酒精擦拭做消毒，保持衛生，也能避免造成傷口感染。

◇ 按摩中

1. 使用指腹：進行手、臉及足部取穴或按摩時，以指腹按壓穴道，並注意指甲不要陷進皮膚裡，避免造成傷口。
2. 適當姿勢：根據穴道按摩的部位，讓被操作者採取最舒適的姿勢，避免因姿勢不正確而引起痠麻的反應。

3. 力道循序漸進：先以輕柔的力道按壓穴道，讓身體適應，再逐步加重力道，然後減輕到結束，才能有好的按摩功效。

4. 按摩節奏平穩：進行穴道按摩時，每一次按、壓、揉的動作都要保持平穩，不可忽快忽慢，避免造成身體不適。

◇ 按摩後

1. 補充水分：按摩完畢後，補充約 300cc ～ 500cc 的溫開水，可以促進新陳代謝，幫助排出體內毒素。

2. 避免浸泡冷水：按摩後身體血液循環旺盛，此時若立即觸碰冷水，容易讓身體受寒，也會影響按摩功效。

ARTICLE 02 按摩的最佳時機

1. 起床時：早上剛睡醒時，氣血平穩，此時若按摩穴道，不只能提神醒腦，還能調理身體狀態。

2. 洗完澡：洗完澡後，身體處在放鬆且血液循環良好的狀態，此時進行穴道按摩的效果極好。

3. 睡覺前：晚上睡前按摩穴道，不只能放鬆緊繃的肌肉，還能提升睡眠品質，讓身體獲得充足的休養。

ARTICLE 03 不適合按摩的時機

1. 飲酒過後：喝酒後血壓會升高，血液流速也會加快，如果馬上進行按摩會使血液流速和心跳過快，容易引起嘔吐、暈眩等身體不適的狀況。

2. 月經期間：女性月經期間最好不要按摩腹部和腰部的穴道，避免因刺激，造成經血量過多的情況發生。

3. 手術過後：不可按摩手術周圍的穴道，避免傷口尚未癒合，而不小心使傷口裂開，若要按摩其他部位的穴道，最好先詢問醫師，避免影響手術後的身體恢復。

4. 飯後一小時內：飯後體內的血液會集中到腸胃促進消化食物，此時若按摩穴道會使血液分散至其他部位，容易造成消化不良、胃痛等狀況。

5. 飢餓或疲累時：當人體處在飢餓或疲累的狀態，體內血糖偏低，此時按摩穴道反而會消耗能量，容易引起頭暈的狀況。

6. 穴道周圍異常：有大面積皮膚病，或是燒燙傷、刀傷、擦傷等皮膚外傷，或是關節腫痛、骨折、脫臼等肌肉關節傷害，都不適合按摩穴道。

7. 高燒至 37.5 度以上：高燒時身體已處在虛弱的狀態，此時若進行穴道按摩，會對身體造成額外的負擔，可能導致病情加重。

按摩潤滑劑的種類

在進行穴道按摩時，操作者可以在手上或按摩部位上塗抹少量的潤滑劑，使皮膚變得滑潤，以減少按摩阻力，避免造成皮膚損傷。

以下介紹最常用的按摩潤滑劑，除此之外，仍有許多種介質可以作為潤滑劑使用，像是薄荷水、青草藥膏、生薑汁等，只要能減少按摩阻力，並配合症狀適當選用，就能發揮良好的功效，達到改善血液循環，舒緩肌肉緊繃的按摩效果。

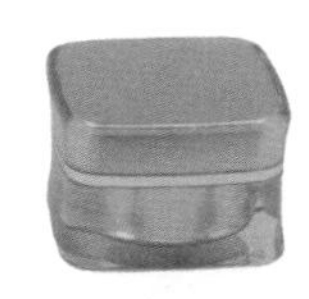

乳液

任何能夠滋潤皮膚的乳液都可作為潤滑劑使用。在按摩時，能有效減少阻力；在按摩後，能讓皮膚吸收乳液精華，達到保養功效。

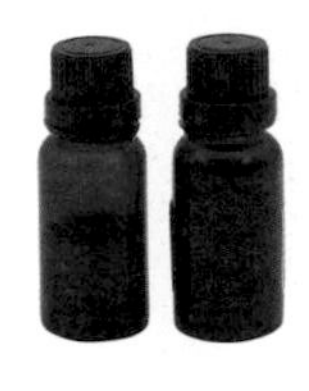

精油

進行穴道按摩時，可依症狀選用合適的精油配方，透過精油可以保養皮膚、平衡皮脂分泌、鎮定安撫情緒的功效，讓按摩發揮更好的效果。（註：須為可塗抹於皮膚的精油。）

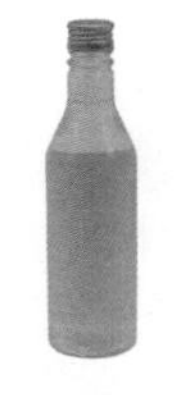

白酒

具有通經活絡、散寒、除溼、降溫的功效，常用於成年人穴道按摩時使用，或是幫助發燒患者降溫，以及改善扭傷、挫傷等狀況。

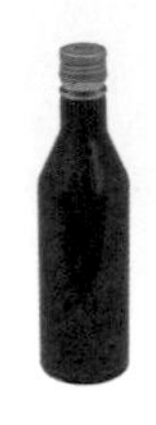

藥酒

以中藥材浸泡於白酒中，長時間醞釀出的藥酒，具有行氣活血、化瘀通絡的功效，常用於改善各種跌打扭傷、經骨痠痛等症狀。

PART

2

身體機能
對症取穴修復篇

01

- 病症 Disease -

頭痛

Headache

現代人生活忙碌，以致頭痛的發生頻率提高，使得不少男女老少都有過頭痛的經驗，而頭痛往往在日常生活中增添困擾，影響課業學習、工作表現、情緒起伏、身體狀況等，有些人選擇服用止痛藥解決，但治標的方法無法改善頭痛的發生頻率，還可能因藥物引起其他問題。

大多數的頭痛是因為精神壓力、緊張、眼睛疲勞或過度勞累等狀況，所引起的肌肉收縮性頭痛，可以透過調整生活作息和飲食習慣，並搭配適當運動或按摩穴道，放鬆僵硬的肩頸肌肉，促進頭部血液循環，減輕疼痛感，降低發生頻率。如果是劇烈的偏頭痛，或是因為生理期、感冒、血壓不正常等原因引起的頭痛，則需要從原因根治，必要時須尋求專業醫師診斷和治療。

◆ 穴道按摩流程及動態影片 QR code

頭痛
穴道按摩流程

太陽穴

攢竹穴

上星穴

ARTICLE 01
造成原因

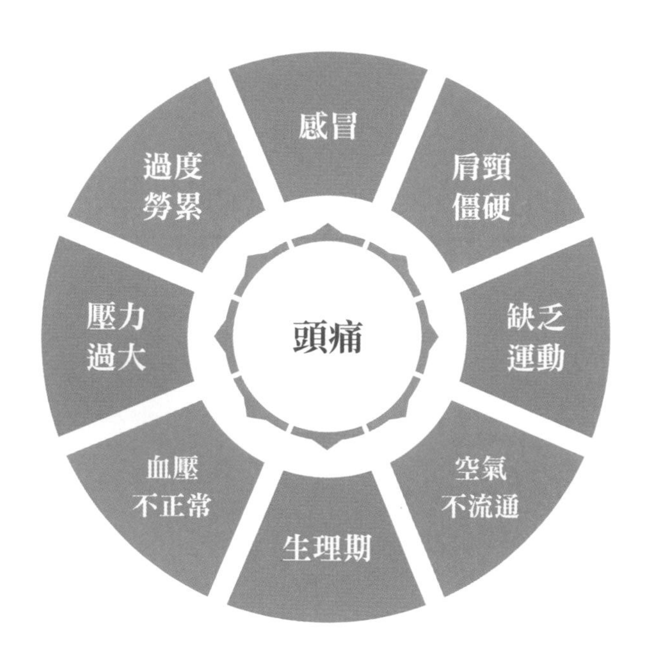

ARTICLE 02
預防方法

飲食清淡且均衡

平日飲食應當清淡且多食蔬菜水果，避免食用咖啡、甜點、碳酸飲料、酒等刺激性的食物，可以降低頭痛的發生機率。

舒緩肩頸壓力

平時工作 1 小時後，需休息 5 ～ 10 分鐘，並進行繞肩或伸展運動，放鬆緊繃的肩頸肌肉，就能有效預防頭痛。

生活作息規律

每日定時就寢和起床，並降低光線、噪音和室溫等環境影響，讓身體有穩定且充足的休息時間，也能放鬆身心，避免過度勞累和緊張。

養成運動的習慣

適度的運動可以減緩焦慮和肌肉緊繃的狀態，因此建議每週至少 3 次，每次至少 30 分鐘，從事喜歡的運動項目，以保持身心健康。

適當按摩穴道

正確且適當的按摩穴道，有助於預防頭痛，或是舒緩疼痛症狀。

ARTICLE 03 改善症狀的穴道

STEP／01 太陽穴

工具／3 號筷鍼、推筋棒

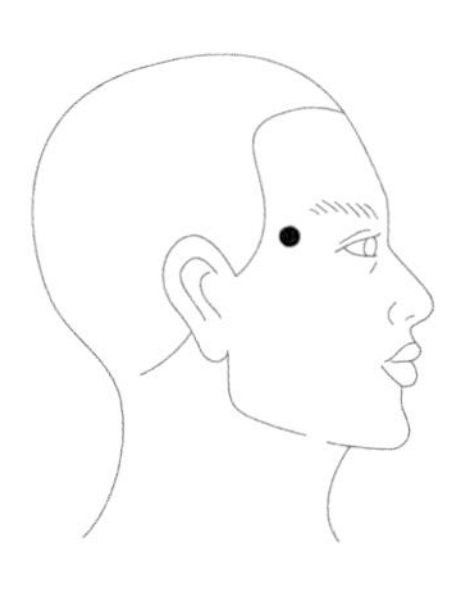

穴道位置 位於眼睛尾端向後的凹陷處。

取穴技巧 用拇指按在眼睛尾端向後的凹陷處取穴。

按摩法

拿 3 號筷鍼 ⊖ 按、壓、揉頭部左側穴位，並採呼吸法 ⊖ 每次 5 秒後，停一下 ⊖ 重複動作 10 次 ⊖ 拿推筋棒圓角邊 ⊖ 由上往下推頭部左側穴位 ⊖ 20 下 ⊖ 換頭部右側並重複動作。

呼吸法

採坐姿 ⊖ 閉目養神、全身放鬆 ⊖ 腹式呼吸。

STEP / 02 攢ㄗㄢˇ竹穴　　工具／1 號筷鍼、推筋棒

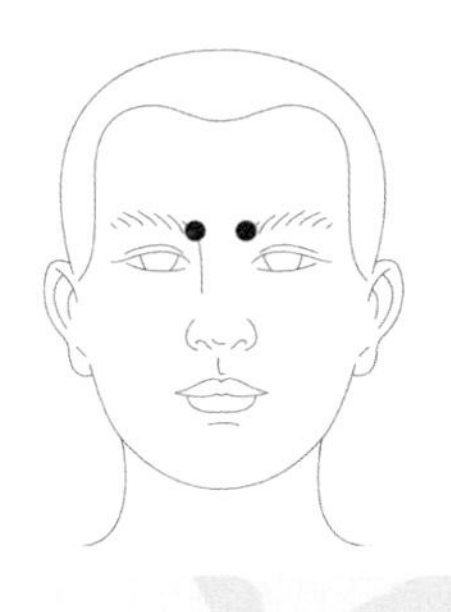

穴道位置　位於眉毛內側邊緣的凹陷處。

取穴技巧　用手指按在眉毛內側邊緣的凹陷處取穴。

ⓘ 按摩法

拿 1 號筷鍼 → 按、壓眉毛兩側穴位，並採呼吸法 → 拿推筋棒圓角邊 → 從穴位沿著眉毛推至眉毛尾端 → 左側 20 下 → 右側 20 下。

呼吸法

採坐姿 → 腹式呼吸（一吸一呼算 1 次）→ 重複動作 10 次。

STEP / 03 上星穴　　工具／2 號筷鍼

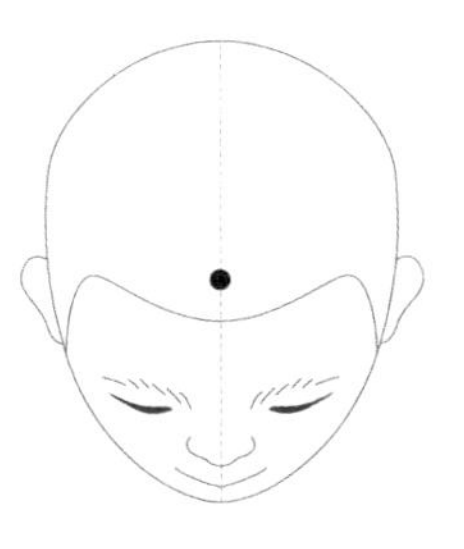

穴道位置　位於鼻樑正上方的髮際線向上一個拇指橫寬處。

取穴技巧　用手指按在鼻樑正上方的髮際線向上一個拇指橫寬處取穴。

ⓘ 按摩法

拿 2 號筷鍼 → 按、壓穴位（力道適中），並採呼吸法 → 用手掌心輕揉穴位。

呼吸法

採坐姿 → 閉目養神、全身放鬆 → 腹式呼吸（一吸一呼算 1 次）→ 重複動作 10 次。

02

- 病症 Disease -

耳鳴

Tinnitus

在四周沒有任何聲響的情況下，卻能聽到像是嗡嗡聲的聲響，這種聽覺異常的狀況，就是耳鳴。輕微的耳鳴，只要適時放鬆，就能有效改善，如果耳鳴的狀況時常發生且時間長，還會引起焦慮、煩躁等負面情緒，甚至影響睡眠品質、注意力和記憶力。

多數人因為精神壓力過大、睡眠不足、過度緊張、長時間使用電腦或低頭滑手機等狀況，造成肩頸部的血液循環不良而引發耳鳴，除此之外，身體器官老化、下巴骨骼歪斜、感冒、藥物或噪音等，也都會造成耳鳴，因此調整生活作息和均衡飲食，並養成運動的習慣，促進血液循環，紓解生活壓力，讓身體保持健康，也讓心情保持穩定，就能有效預防耳鳴的發生機率。

◆ 穴道按摩流程及動態影片 QR code

耳鳴
穴道按摩流程

風池穴

天柱穴

翳風穴

ARTICLE 01

造成原因

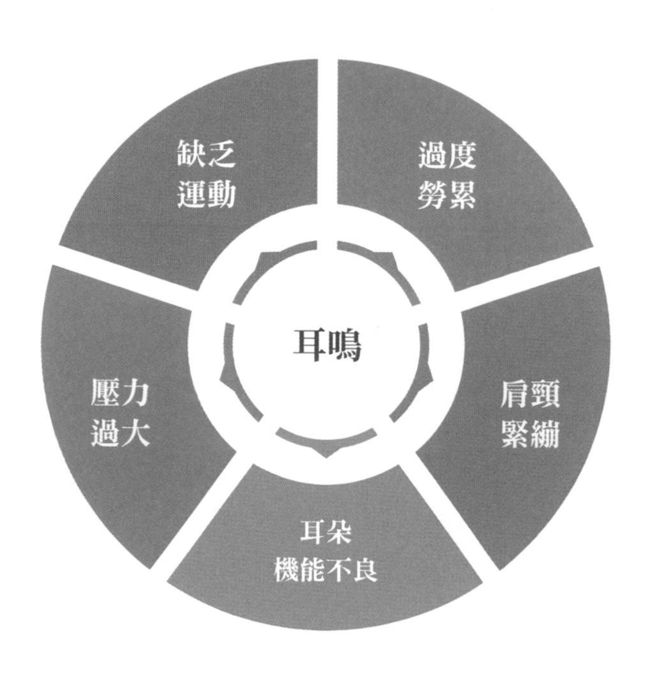

ARTICLE 02

預防方法

舒緩肩頸壓力

平時工作 1 小時後，需休息 5 ～ 10 分鐘，並轉動肩膀或做伸展運動，放鬆緊繃的肩頸肌肉，就能有效預防耳鳴。

避免音量過大的環境

長期處在音量過大和吵雜的環境，容易造成聽覺神經損傷，因此適時戴耳塞阻絕噪音，並在戴耳機聽音樂時，注意音量大小，以避免聽覺神經受損。

生活作息規律

每日定時就寢和起床，讓身體有穩定且充足的休息時間，也能放鬆身心，避免熬夜、過勞和緊張等狀況，降低耳鳴的發生機率。

養成運動的習慣

適度的運動可以強健身體機能，也能舒緩壓力，因此建議每週至少 3 次，每次至少 30 分鐘，從事喜歡的運動項目，以保持身心健康。

適當按摩穴道

正確且適當的按摩穴道，有助於預防耳鳴，或是改善耳鳴的症狀。

ARTICLE 03 改善症狀的穴道

STEP / 01 風池穴

工具 / 推筋棒

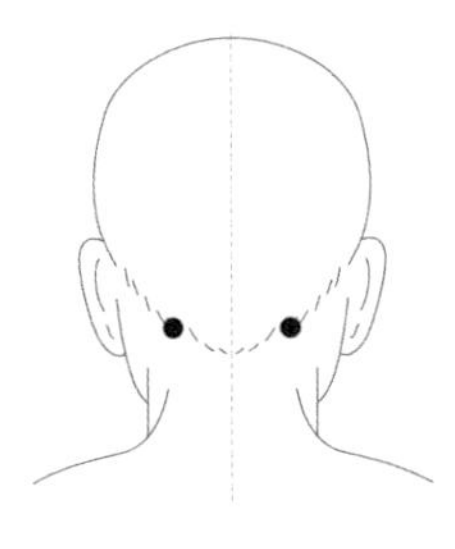

穴道位置 位於後腦杓髮際線的中央，向外兩横指寬的凹陷處。

取穴技巧 用手指按在後腦杓髮際線的中央，向外兩横指寬的凹陷處取穴。

按摩法

拿推筋棒圓角邊 ⊖ 由上往下推頸部左側穴位，並採呼吸法 ⊖ 20 下 ⊖ 換頸部右側並重複動作。

呼吸法

採坐姿 ⊖ 閉目養神、全身放鬆 ⊖ 腹式呼吸。

STEP ／ 02 天柱穴

工具／2號筷鍼

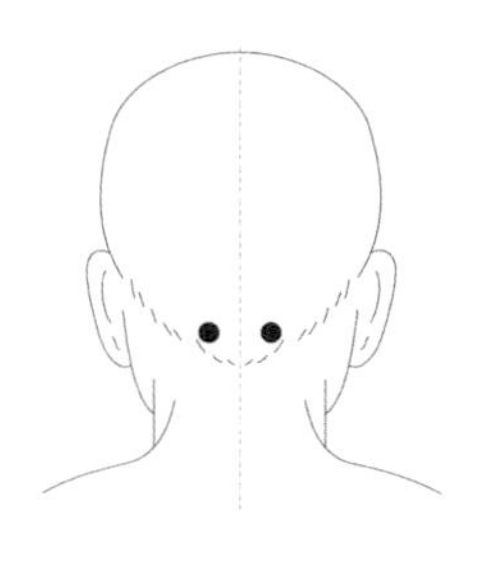

穴道位置 位於後腦杓髮際線中央上方，再向外一個拇指橫寬的凹陷處。

取穴技巧 用手指按在後腦杓髮際線中央上方，再向外一個拇指橫寬的凹陷處取穴。

按摩法

拿2號筷鍼→按、壓頭部兩側穴位，並採呼吸法→2分鐘。

呼吸法

採坐姿→吸氣時，雙手向上舉；呼氣時，雙手放下，肩膀放鬆。

STEP ／ 03 翳ㄧˋ風穴

工具／3號筷鍼

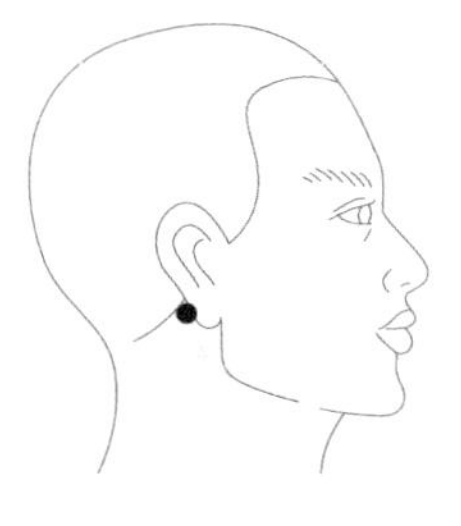

穴道位置 位於耳垂後方的凹陷處。

取穴技巧 用手指分別按在耳垂後方的凹陷處取穴。

按摩法

拿3號筷鍼→按、壓頭部左側穴位，並採呼吸法→每次5秒後，停一下→10次→換頭部右側並重複動作。

呼吸法

採坐姿→閉目養神、全身放鬆→腹式呼吸。

03

- 病症 Disease -

落枕

Stiff neck

不少人因為落枕是起床後才出現的症狀，就認為只是枕頭高度和睡眠姿勢所引起，其實造成落枕的原因，源自於生活習慣，平時精神壓力過大，長時間維持相同姿勢，運動量不足，導致肩頸肌肉長期處於緊繃狀態，沒有適時放鬆生理和心理的壓力，只仰賴睡眠減輕疲勞時，如果枕頭不適合、睡姿不正確，就會使身體狀況持續惡化，進而引起落枕。

除了上述的原因之外，環境低溫和感冒也會引起落枕，因此平時就要注意保暖，避免冷氣或電風扇直吹頭部和頸部，以免肩頸肌肉因寒冷而收縮變得緊繃，並養成良好的生活習慣，以減輕身體的負擔，另外還可以透過按摩穴道，讓身體保持健康的狀態，就能預防落枕，還能預防感冒和肩頸痠痛。

◆ 穴道按摩流程及動態影片 QR code

落枕
穴道按摩流程

合谷穴

肩髃ㄩˊ穴

後谿ㄒㄧ穴

肩部阿是穴

ARTICLE 01
造成原因

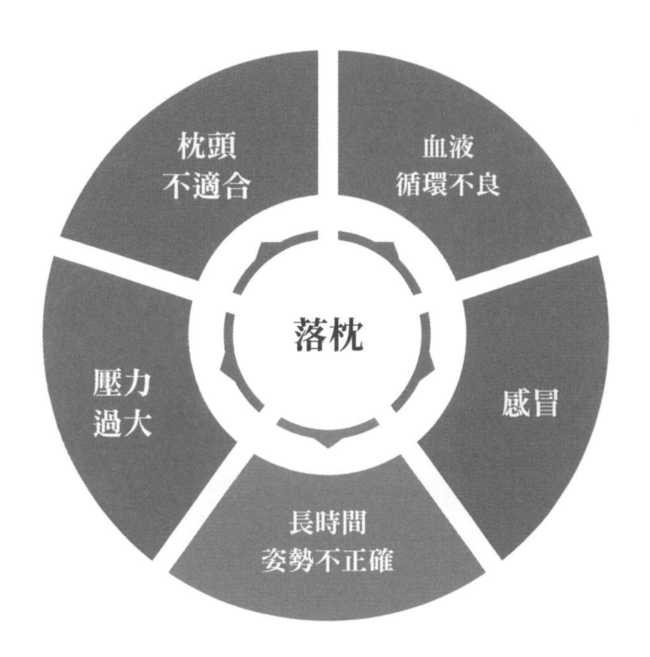

ARTICLE 02
預防方法

舒緩肩頸壓力

平時工作 1 小時後，需休息 5 ～ 10 分鐘，並進行簡單的肩頸部伸展運動，放鬆緊繃的肌肉，就能有效預防落枕。

選擇合適的枕頭

選擇枕頭的時候依個人睡眠習慣採仰躺或側躺的姿勢，將枕頭下緣貼近肩膀上緣，確認下巴和額頭平高，使頸椎保持平直，就能選出合適的枕頭。

注意脖子保暖

平時應避免電風扇和冷氣直接對著頭部，可以用領巾或圍巾等保護脖子，避免脖子受寒影響血液循環，造成肩頸肌肉僵硬。

ARTICLE 03 改善症狀的穴道

STEP／01 合谷穴

工具／2號筷鍼

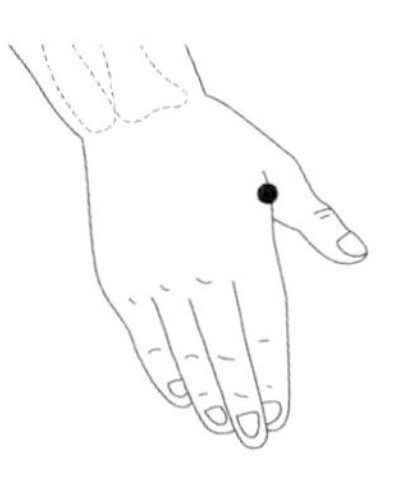

穴道位置　位於手背，拇指與食指之間虎口的凹陷處。

取穴技巧　拇指與食指呈V字型，用另一手的拇指關節橫紋按在虎口上，在拇指指尖觸碰到的位置取穴。

按摩法

拿2號筷鍼→按、壓、揉左手穴位，並採呼吸法→每次5秒後，停一下→20次→換右手並重複動作。

呼吸法

採坐姿，掌心向下→腹式呼吸。

STEP／02 肩髃ㄡˇ穴

工具／2號筷鍼

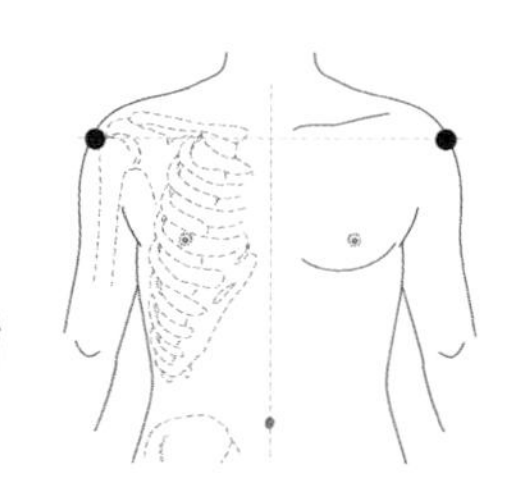

穴道位置　位於肩膀前方的凹陷處。

取穴技巧　手臂向外平舉，肩膀出現兩個凹陷，用手指按在前方的凹陷處取穴。

按摩法

拿2號筷鍼→按、壓左肩穴位，並採呼吸法→換右肩並重複動作。

呼吸法

採坐姿→吸氣時，左手向上舉至耳邊；呼氣時，左手放下，肩膀放鬆（一吸一呼算1次）→10次→配合按摩法換右手並重複動作。

STEP／03　後谿ㄒㄧ穴

工具／1號筷鍼

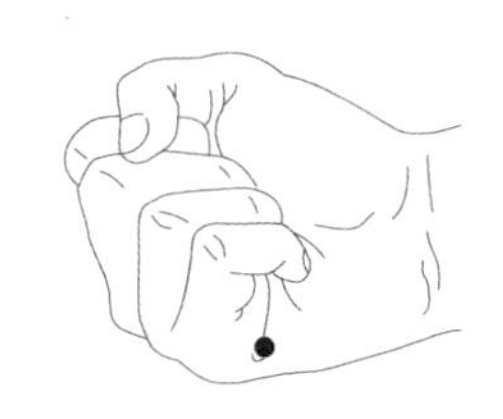

穴道位置　位於小拇指側邊掌橫紋的盡頭處。

取穴技巧　掌心向上，屈指輕握拳，用手指按在小拇指掌橫紋的盡頭處取穴。

按摩法

拿1號筷鍼→按、壓左手穴位，並採呼吸法→2分鐘→左手甩一甩→換右手並重複動作（30分鐘內，不可再次按、壓、揉穴位）。

呼吸法

採坐姿，手心向上，屈指輕握拳→閉目養神、全身放鬆→腹式呼吸。

STEP／04　肩部阿是穴

工具／2號筷鍼

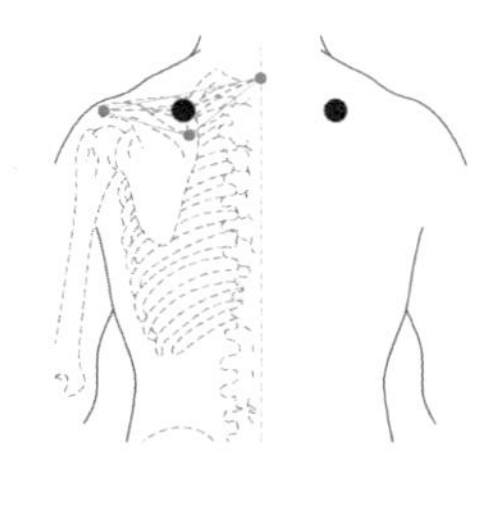

穴道位置　位於背部，將大椎穴、鎖骨尾端凸起處與肩胛骨凸起處三點連線後，三角形的中心點。

取穴技巧　用手指按在大椎穴、鎖骨尾端凸起處與肩胛骨凸起處三點連線的中心點取穴。

按摩法

拿2號筷鍼→按、壓、揉左肩穴位，並採呼吸法→換右肩並重複動作。

呼吸法

採站姿→左手向外平舉，並繞10圈後，雙肩動一動→3次→配合按摩法換右手並重複動作。

04

- 病症 Disease -

心悸

Palpitation

當劇烈運動過後、精神過度緊張、情緒激動或飲用咖啡時，出現心跳突然變快的症狀，屬於正常情況的心悸，穩定生理和心理狀態後，心跳就會恢復正常。如果心跳過快、過慢或不規律，並伴隨著不舒服的感覺時，就需要特別注意，最好就醫診斷且治療，因為可能是病理所引起的心悸。

除了上述提及的原因之外，心悸還可能是因為過度勞累、心臟疾病發作、情緒起伏過大、喝酒或茶、服用感冒藥等狀況所引起，因此平時要注意飲食習慣和生活作息，並養成運動的習慣，再加上穴道按摩，讓身體保持健康，就能有效改善且預防心悸的發生機率。

◆ 穴道按摩流程及動態影片 QR code

心悸
穴道按摩流程

中衝穴

勞宮穴

神門穴

天宗穴

ARTICLE 01

造成原因

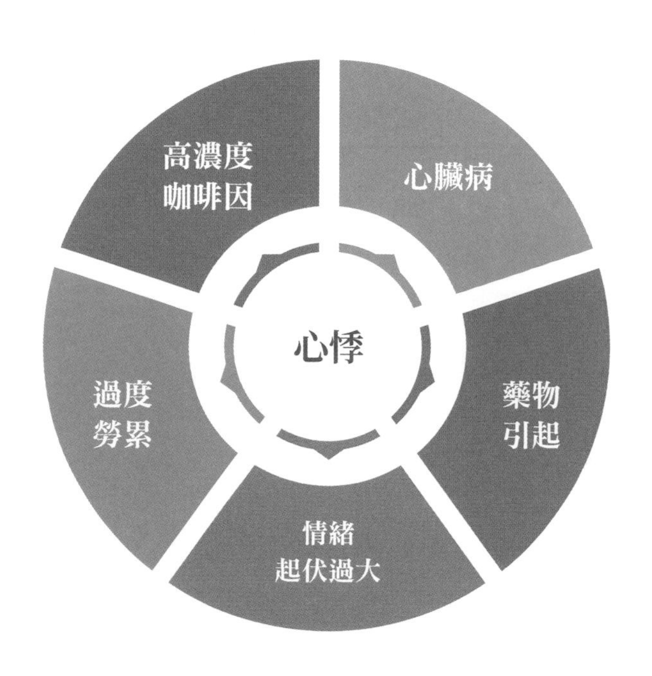

ARTICLE 02

預防方法

注意飲食和體重

飲食大原則為低油、低鹽、低糖、高纖維，可以預防肥胖和三高，且保護心血管，以及幫助腸胃道消化和排便，讓身體機能維持穩定。

適時放鬆且穩定情緒

焦躁不安、情緒激動等心理因素都容易引起心悸，因此要適時的休息，放鬆緊繃的精神和肌肉，並保持良好且穩定的情緒。

生活作息規律

每日定時就寢和起床，讓身體有穩定且充足的休息時間，也能放鬆身心，避免睡眠不足、過度勞累、焦躁不安等因素引起心悸。

養成運動的習慣

適度的運動不只可以控制體重，還可以紓解壓力，因此建議每週至少 3 次，每次至少 30 分鐘，從事喜歡的運動項目，以保持身心健康。

ARTICLE 03 改善症狀的穴道

STEP／01 中衝穴

工具／1 號筷鍼

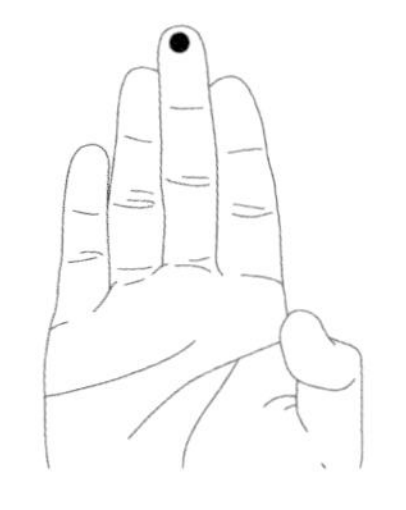

穴道位置 位於中指指尖的中央處。

取穴技巧 用手指按在中指指尖的中央處取穴。

按摩法

拿 1 號筷鍼 ⊖ 按、壓左手穴位，並採呼吸法 ⊖ 90 秒 ⊖ 換右手並重複動作。

呼吸法

採坐姿，掌心向下，手放在桌面上 ⊖ 閉目養神、全身放鬆 ⊖ 腹式呼吸。

STEP / 02 勞宮穴　　工具 / 2 號筷鋮

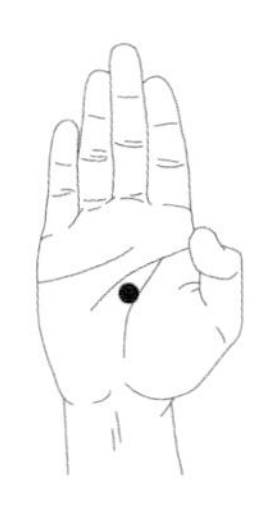

穴道位置　位於掌心，中指與無名指掌骨之間的凹陷處。

取穴技巧　掌心向上，屈指輕握拳，用手指按在中指與無名指指尖之間的凹陷處取穴。

按摩法

拿 2 號筷鋮 ⊖ 按、壓左手穴位（力道適中），並採呼吸法 ⊖ 2 分鐘 ⊖ 換右手並重複動作。

呼吸法

採坐姿，掌心向上，屈指輕握拳 ⊖ 閉目養神、全身放鬆 ⊖ 腹式呼吸。

STEP / 03 神門穴　　工具 / 拇指指腹

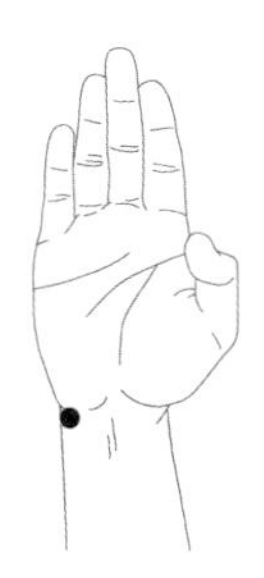

穴道位置　位於前手臂內側，手腕橫紋靠近小拇指一側的凹陷處。

取穴技巧　掌心向上，彎曲手腕，用拇指按在手腕橫紋靠近小拇指一側的凹陷處取穴。

按摩法

用右手拇指指腹 ⊖ 按、壓左手穴位，並採呼吸法 ⊖ 2 分鐘 ⊖ 換右手並重複動作。

呼吸法

採坐姿，掌心向上 ⊖ 閉目養神、全身放鬆 ⊖ 腹式呼吸。

STEP／04 天宗穴

工具／2 號筷鍼

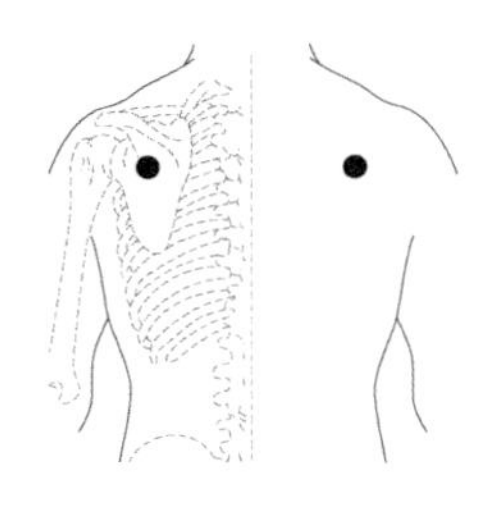

穴道位置　位於背部肩胛骨的中央凹陷處。

取穴技巧　用對側的手繞過肩胛骨隆起處，在中指指尖碰觸到的位置取穴。

按摩法

拿 2 號筷鍼 ⊝ 按、壓背部兩側穴位，並採呼吸法。

呼吸法

吸氣時，雙手舉起至耳邊，呈 75 度角；呼氣時，雙手放下，肩膀放鬆（一吸一呼算 1 次）⊝ 重複動作 10 次。

05

- 病症 Disease -

胸悶

Chest tightness

胸悶是種主觀感受的症狀，輕者不會影響日常生活；重者會覺得胸口被石頭壓住似的，讓人喘不過氣，甚至引發呼吸困難、心悸、盜汗、心肌梗塞等症狀，因此不論胸悶的感受如何，都要留意身體的警訊，就醫診斷和治療。

引起胸悶的原因，如果不是因為心臟、肺臟、腸胃、子宮等疾病，一般常見的原因會是心理因素，比如精神壓力過大、過度換氣、緊張、焦躁等，可以從改善生活作息、適度運動和穴道按摩等方式，降低胸悶的發生率，另外，當出現胸悶症狀時，可以立即進行穴道按摩，以減輕症狀。

◆ 穴道按摩流程及動態影片 QR code

胸悶
穴道按摩流程
厲兌穴
懸鐘穴
心俞穴
肺俞穴
中衝穴
神門穴
合谷穴

ARTICLE 01

造成原因

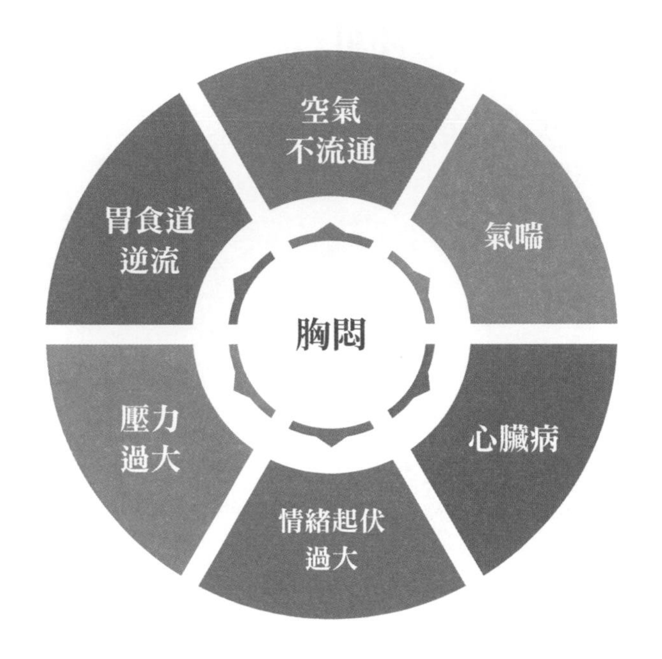

ARTICLE 02

預防方法

適時放鬆且穩定情緒

焦躁不安、情緒激動等心理因素都容易讓人感到胸悶，因此要適時的休息，放鬆緊繃的精神和肌肉，並保持良好且穩定的情緒。

保持室內空氣流通

長時間待在門窗密閉、空氣不流通的房間，容易讓人感到疲憊、呼吸困難，甚至引起過度換氣的狀況，因此要留意室內空氣是否流通。

生活作息規律

每日定時就寢和起床，讓身體有穩定且充足的休息時間，也能放鬆身心，避免熬夜、過勞和緊張等狀況，可以降低胸悶的發生機率。

養成運動的習慣

適度的運動可以增強體質，改善心血管功能，並舒緩焦慮，因此建議每週至少 3 次，每次至少 30 分鐘，從事喜歡的運動項目，以保持身心健康。

適當按摩穴道

正確且適當的按摩穴道，有助於預防胸悶，或是改善胸悶的症狀。

ARTICLE 03 改善症狀的穴道

STEP／01 厲兌穴

工具／1 號筷鋮

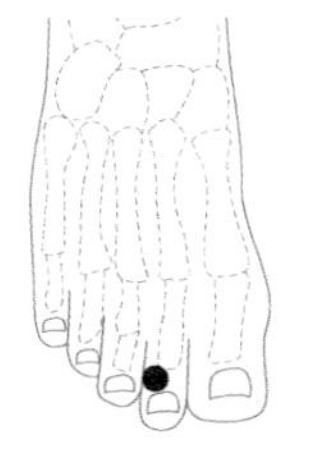

穴道位置 位於腳部第二趾的趾甲外側邊緣下方處。

取穴技巧 用手指按在腳部第二趾的趾甲外側邊緣下方處取穴。

按摩法

拿 1 號筷鋮 ⊖ 按、壓左腳穴位，並採呼吸法 ⊖ 換右腳並重複動作。

呼吸法

採坐姿，腿伸直放在等高的椅子上 ⊖ 閉目養神、全身放鬆 ⊖ 腹式呼吸（一吸一呼算 1 次）⊖ 重複動作 10 次。

STEP ／ 02　懸鐘穴　　工具／2 號筷鋮

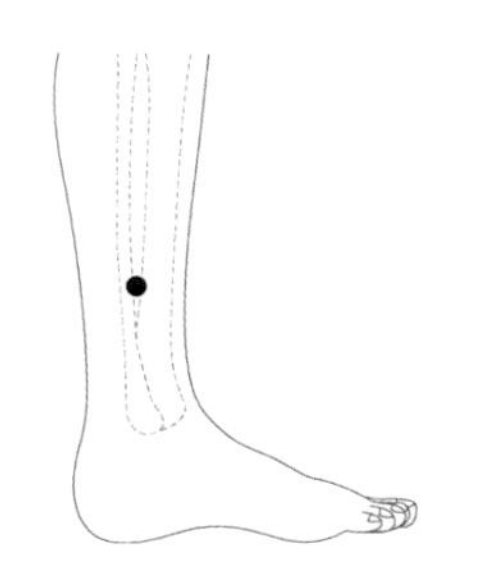

穴道位置　位於外腳踝凸出處的上方，向上四橫指寬的骨頭邊緣處。

取穴技巧　用手指按在外腳踝凸出處的上方，向上四橫指寬的骨頭邊緣處取穴。

按摩法

拿 2 號筷鋮 ⊖ 按、壓左腿穴位，並採呼吸法 ⊖ 2 分鐘 ⊖ 用手掌心輕揉穴位 ⊖ 換右腳並重複動作。

呼吸法

採坐姿，屈腿放在等高的椅子上 ⊖ 閉目養神 ⊖ 腹式呼吸。

STEP ／ 03　心俞穴　　工具／1 號筷鋮

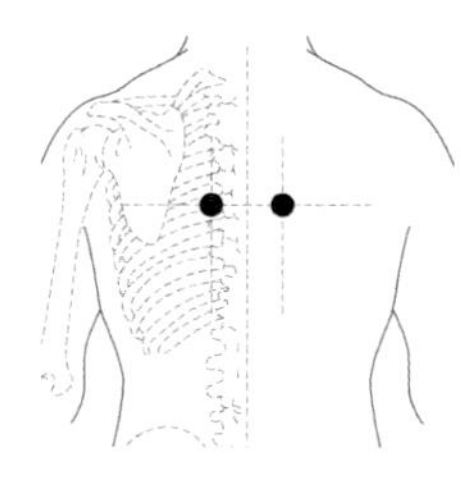

穴道位置　位於脊椎最高點凸出處向下五個椎體（第五胸椎棘突），再向外兩橫指寬處。

取穴技巧　用手指按在脊椎最高點凸出處向下五個椎體，再向外兩橫指寬處取穴。

按摩法

拿 1 號筷鋮 ⊖ 按、壓背部兩側穴位，並採呼吸法。

呼吸法

吸氣時，雙手向上舉；呼氣時，雙手放下，放鬆肩膀（一吸一呼算 1 次）⊖ 重複動作 10 次。

STEP / 04 肺俞穴

工具／1 號筷鍼

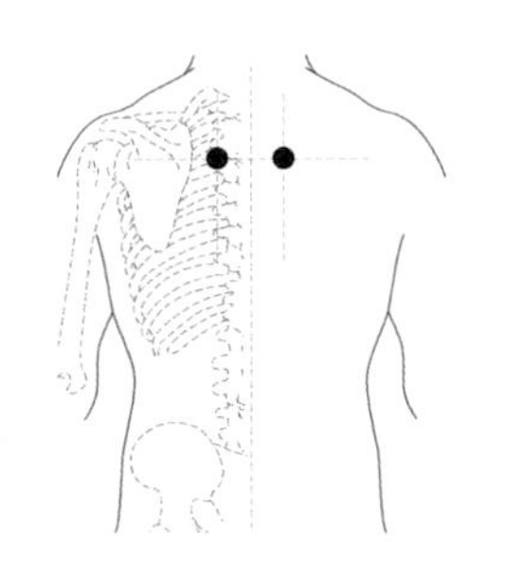

穴道位置 位於脊椎最高點凸出處向下三個椎體（第三胸椎棘突），再向外兩橫指寬處。

取穴技巧 用手指按在脊椎最高點凸出處向下三個椎體，再向外兩橫指寬處取穴。

按摩法

拿 1 號筷鍼 → 按、壓背部兩側穴位，並採呼吸法。

呼吸法

吸氣時，雙手向上舉；呼氣時，雙手放下，放鬆肩膀（一吸一呼算 1 次）→ 重複動作 10 次。

STEP / 05 中衝穴

工具／1 號筷鍼

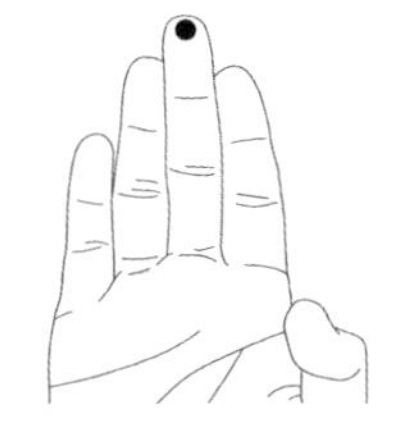

穴道位置 位於中指指尖的中央處。

取穴技巧 用手指按在中指指尖的中央處取穴。

按摩法

拿 1 號筷鍼 → 按、壓左手穴位，並採呼吸法 → 90 秒 → 換右手並重複動作。

呼吸法

採坐姿，掌心向下，手放在桌面上 → 閉目養神、全身放鬆 → 腹式呼吸。

STEP／06 神門穴

工具／拇指指腹

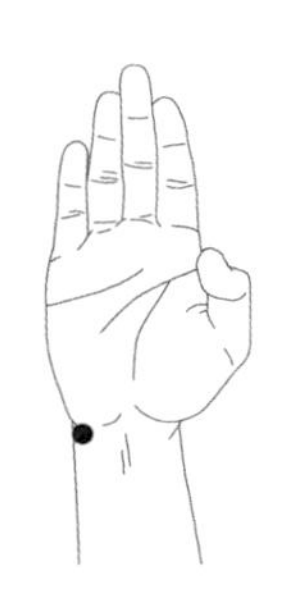

穴道位置 位於前手臂內側，手腕橫紋靠近小拇指一側的凹陷處。

取穴技巧 掌心向上，彎曲手腕，用拇指按在手腕橫紋靠近小拇指一側的凹陷處取穴。

按摩法

用右手拇指指腹 ⊖ 按、壓左手穴位，並採呼吸法 ⊖ 2 分鐘 ⊖ 換右手並重複動作。

呼吸法

採坐姿，掌心向上 ⊖ 閉目養神、全身放鬆 ⊖ 腹式呼吸。

STEP／07 合谷穴

工具／2 號筷鹹

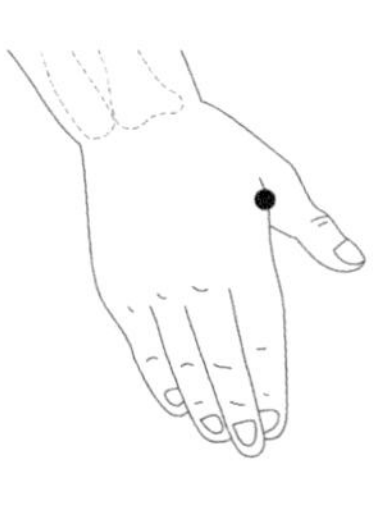

穴道位置 位於手背，拇指與食指之間虎口的凹陷處。

取穴技巧 拇指與食指呈V字型，用另一手的拇指關節橫紋按在虎口上，在拇指指尖觸碰到的位置取穴。

按摩法

拿 2 號筷鹹 ⊖ 按、壓、揉左手穴位，並採呼吸法 ⊖ 每次 5 秒後，停一下 ⊖ 20 次 ⊖ 換右手並重複動作。

呼吸法

採坐姿，掌心向下 ⊖ 腹式呼吸。

06

- 病症 Disease -

心肌梗塞

Myocardial infarction

秋冬的清晨和晚間氣溫較低，或是在環境冷熱交替的情況下，如果沒注意保暖，就容易讓心臟的血管突然收縮而阻塞，導致心臟缺血、缺氧，引起胸痛、胸悶、呼吸困難，甚至嘔吐、冒冷汗、腸胃不適等心肌梗塞的症狀。

預防心肌梗塞的方法，除了即早治療、平時注意保暖外，在天冷的時候，也要避免久坐不動，因為久坐會使新陳代謝下降，讓血液循環變差，提高心肌梗塞發作的風險，所以要養成運動的習慣，除了可以進行適度的有氧運動外，也可以透過穴道按摩，促進血液循環，另外調整飲食習慣，控制血壓、血糖和體重，也是遠離心肌梗塞的必要方法。

◆ 穴道按摩流程及動態影片 QR code

心肌梗塞
穴道按摩流程

厲兌穴
中衝穴
膻中穴
勞宮穴
魚際穴
大陵穴
胸部阿是穴

ARTICLE 01

造成原因

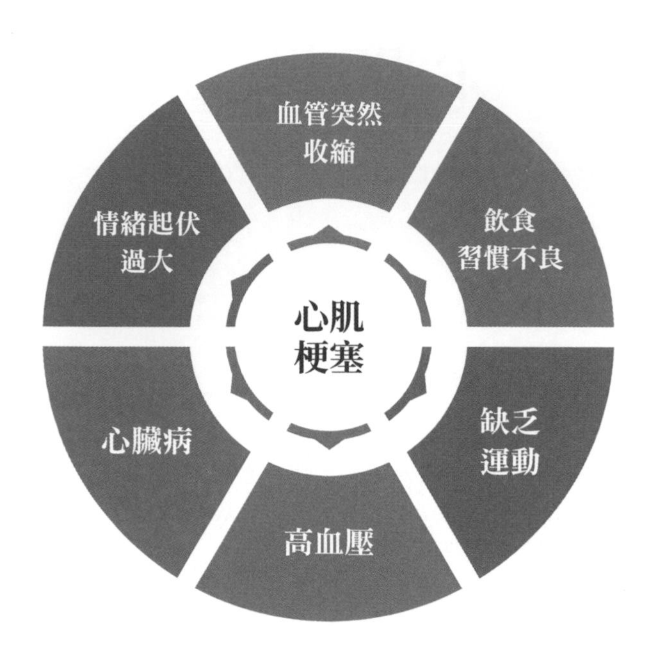

ARTICLE 02

預防方法

注意飲食和體重

飲食大原則為低油、低鹽、低糖、高纖維，可以預防肥胖和三高，且保護心血管，以及幫助腸胃道消化和排便，讓身體機能維持穩定。

起床時注意保暖

起床時，記得多穿件衣物，並喝一杯溫開水，讓血液較不濃稠，且保持身體的溫度，避免血管遇冷突然收縮，造成血壓突然升高。

適當按摩穴道

正確且適當的按摩穴道，有助於預防心肌梗塞，或是改善心肌梗塞的症狀。

適度運動

適度的運動有助於強化體溫調節的能力，促進血液循環，為避免劇烈運動造成身體不適，可以選擇散步、體操等較緩和的運動，以改善心肌梗塞的發生機率。

ARTICLE 03

改善症狀的穴道

STEP／01 厲兌穴

工具／1 號筷鍼

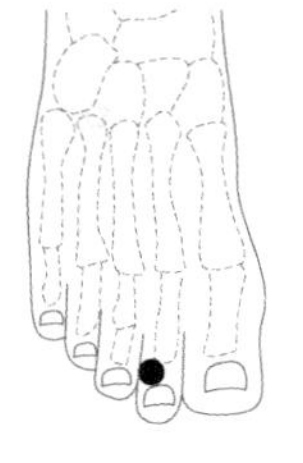

穴道位置 位於腳部第二趾的趾甲外側邊緣下方處。

取穴技巧 用手指按在腳部第二趾的趾甲外側邊緣下方處取穴。

流程

按摩法

拿 1 號筷鍼 ⊖ 按、壓左腳穴位，並採呼吸法 ⊖ 換右腳並重複動作。

呼吸法

採坐姿，腿伸直放在等高的椅子上 ⊖ 閉目養神、全身放鬆 ⊖ 腹式呼吸（一吸一呼算 1 次）⊖ 重複動作 10 次。

STEP／02 中衝穴

工具／1號筷鍼

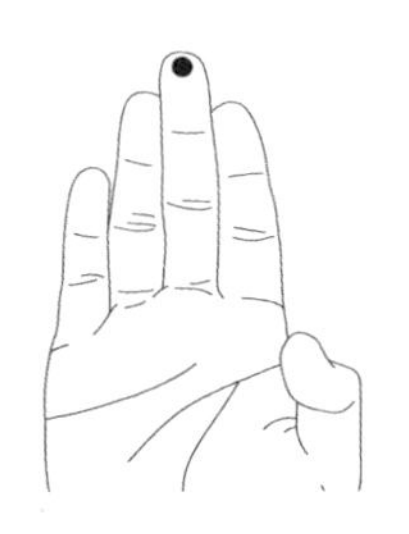

穴道位置 位於中指指尖的中央處。

取穴技巧 用手指按在中指指尖的中央處取穴。

按摩法

拿1號筷鍼 → 按、壓左手穴位，並採呼吸法 → 90秒 → 換右手並重複動作。

呼吸法

採坐姿，掌心向下，手放在桌面上 → 閉目養神、全身放鬆 → 腹式呼吸。

STEP／03 膻中穴

工具／中指指腹

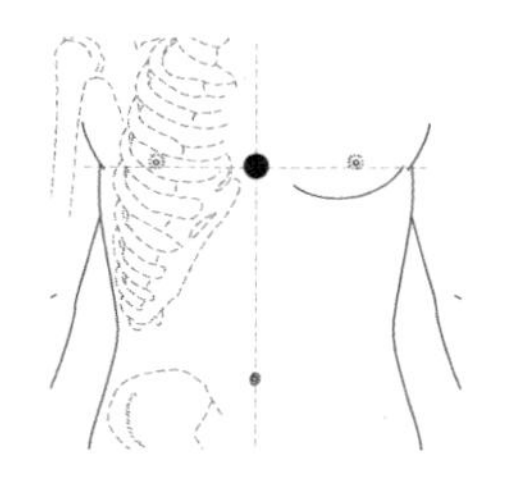

穴道位置 位於左右乳頭連線的中點處。

取穴技巧 用手指按在左右乳頭連線的中點處取穴。

按摩法

用右手中指指腹 → 按、壓、揉穴位，並採呼吸法 → 2分鐘 → 雙肩動一動。

呼吸法

採腹式呼吸。

STEP / 04　勞宮穴

工具 / 2 號筷鍼

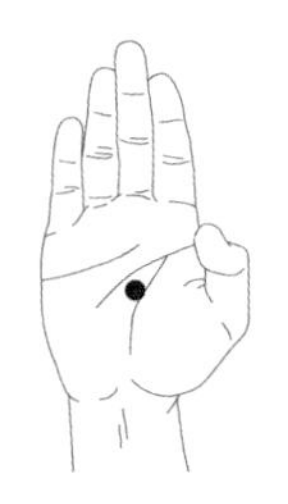

穴道位置　位於掌心，中指與無名指掌骨之間的凹陷處。

取穴技巧　掌心向上，屈指輕握拳，用手指按在中指與無名指指尖之間的凹陷處取穴。

按摩法

拿 2 號筷鍼 → 按、壓左手穴位（力道適中），並採呼吸法 → 2 分鐘 → 換右手並重複動作。

呼吸法

採坐姿，掌心向上，屈指輕握拳 → 閉目養神、全身放鬆 → 腹式呼吸。

STEP / 05　魚際穴

工具 / 1 號筷鍼、推筋棒

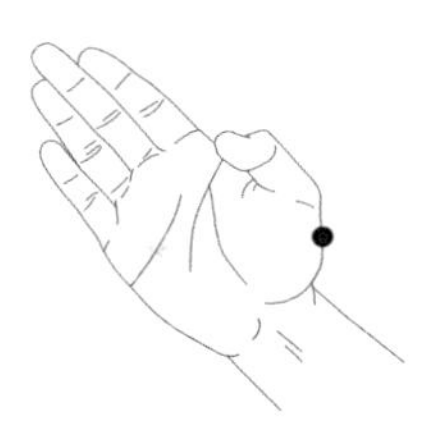

穴道位置　位於拇指第一節掌骨外側的紅白肉中央處。

取穴技巧　掌心向上，用手指按在拇指第一節掌骨外側的紅白肉中央處取穴。

按摩法

拿 1 號筷鍼 → 按、壓左手穴位並轉動拇指（筷鍼不離穴位），採呼吸法 → 90 秒 → 拿推筋棒圓角邊 → 由上往下推左手穴位 → 20 下 → 換右手並重複動作。

呼吸法

採坐姿 → 閉目養神、全身放鬆 → 腹式呼吸。

STEP ／ 06 大陵穴

工具／2 號筷鍼

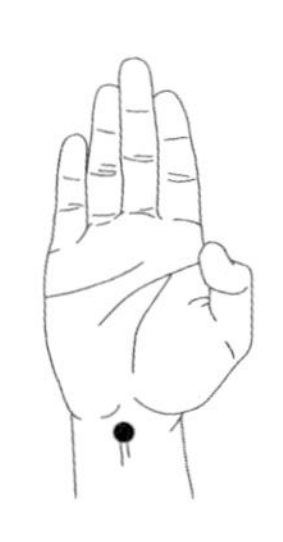

穴道位置　位於前手臂內側，手腕橫紋的中點處。

取穴技巧　掌心向上，彎曲手腕，用手指按在手腕橫紋的中點處取穴。

按摩法

拿 2 號筷鍼 ⊖ 按、壓左手穴位，並採呼吸法 ⊖ 2 分鐘 ⊖ 換右手並重複動作。

呼吸法

採坐姿，掌心向上 ⊖ 閉目養神、全身放鬆 ⊖ 腹式呼吸。

STEP ／ 07 胸部阿是穴

工具／中指指腹

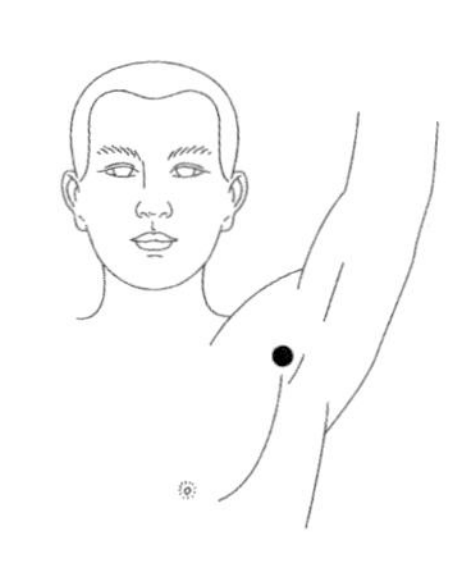

穴道位置　位於腋下旁的筋上位置。

取穴技巧　手臂向上舉，用手指按在腋下旁的筋上取穴。

按摩法

用右手中指指腹 ⊖ 按、壓、揉左手穴位，並採呼吸法 ⊖ 每次 2 秒後，停一下 ⊖ 20 次 ⊖ 用手掌心輕揉穴位 ⊖ 換右手並重複動作。

呼吸法

手臂向上舉 ⊖ 腹式呼吸。

07

- 病症 Disease -

腰痛

Backache

不分年齡、性別和行業，腰痛是非常常見的症狀，這種症狀會讓人感到腰部酸澀、疼痛或麻痺，嚴重時除了痛苦難當外，還會因為關節、肌肉和神經的交互影響，擴大疼痛範圍，導致不能站、不能睡、不能走等狀況發生。

腰痛如果不是疾病所引起，多半是因為不正確的姿勢，造成腰部負擔過重或扭傷，其次可能是因為脊髓、肌肉和韌帶老化，以及精神壓力所引起，因此經常側背重物、勞力工作、久坐久站的人，或是運動員和老年人，平時都需要特別留心，如果不小心閃到腰，除了馬上讓腰部靜養外，在劇痛停止後，可以透過穴道按摩或做體操，緩和症狀，並預防症狀惡化。

◆ 穴道按摩流程及動態影片 QR code

腰痛
穴道按摩流程
腎俞穴
委中穴
湧泉穴
厲兌穴
足三里穴
腰部阿是穴

ARTICLE 01

造成原因

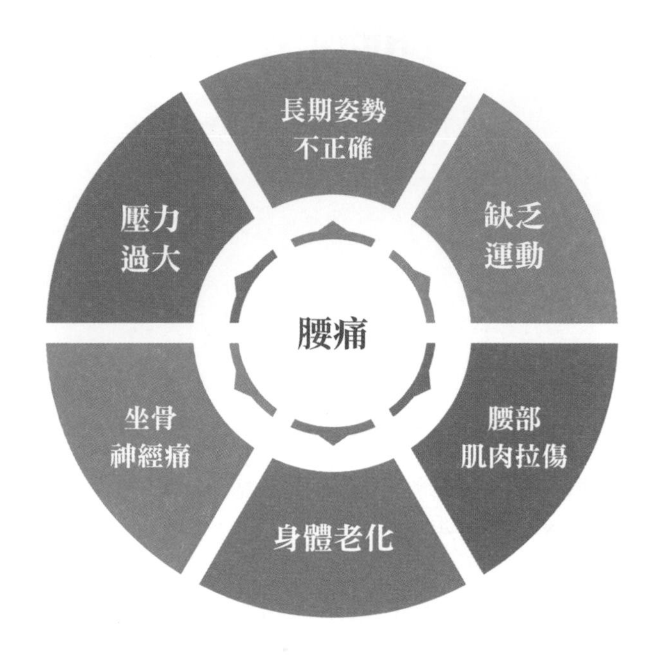

ARTICLE 02

預防方法

搬重物先蹲下身

搬動或提起重物時，先蹲下身，將重物抱在懷裡，再搬移重物，不要直接彎腰拿取重物，以免姿勢不正確或腰部肌力不足，造成腰部傷害。

良好的座椅與坐姿

座椅的高度需讓膝蓋與臀部同高，坐下時，背部平靠椅背，雙腳平放地面，避免駝背、肩頸歪斜、翹腳等不良姿勢。

適當按摩穴道

正確且適當的按摩穴道，有助於預防腰痛，或是舒緩疼痛症狀。

適時變換姿勢

每隔 1 小時左右，需改變長期不動的工作姿勢，如坐姿或站姿，可以進行簡單的伸展運動，舒緩緊繃的腰部肌肉。

養成運動的習慣

適度的運動可以減緩焦慮和肌肉緊繃的狀態，因此建議每週至少 3 次，每次至少 30 分鐘，從事喜歡的運動項目，以保持身心健康。

ARTICLE 03 改善症狀的穴道

STEP／01 腎俞穴

工具／1 號筷鍼

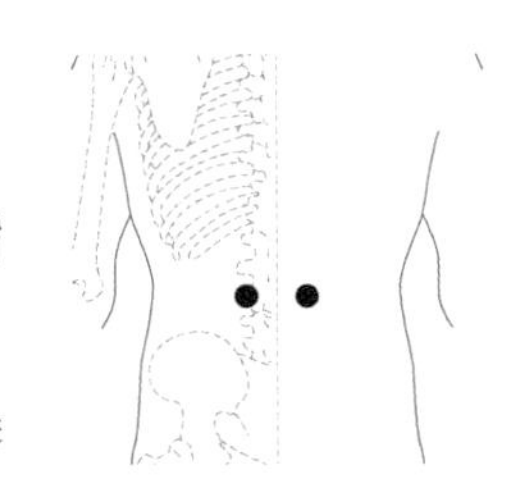

穴道位置 位於肚臍水平線與脊椎相交點向外兩橫指寬處。

取穴技巧 用手指從肚臍沿著身形向後水平連線至脊椎，再向外兩橫指寬處取穴。

按摩法

拿 1 號筷鍼 ⊝ 按、壓背部兩側穴位，並採呼吸法。

呼吸法

吸氣時，雙手向上舉；呼氣時，雙手放下，肩膀放鬆（一吸一呼算 1 次）⊝ 重複動作 10 次。

STEP／02 委中穴

工具／2號筷鍼

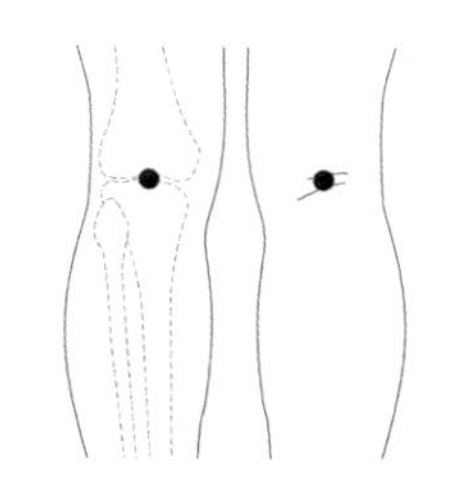

穴道位置 位於膝蓋後方橫紋的中點處。

取穴技巧 用手指按在膝蓋後方橫紋的中點處取穴。

按摩法

拿2號筷鍼 ⊖ 按、壓兩腿穴位，並採呼吸法。

呼吸法

採站姿 ⊖ 吸氣時，雙手向上舉；呼氣時，雙手放下，肩膀放鬆（一吸一呼算1次）⊖ 重複動作10次。

STEP／03 湧泉穴

工具／1號筷鍼

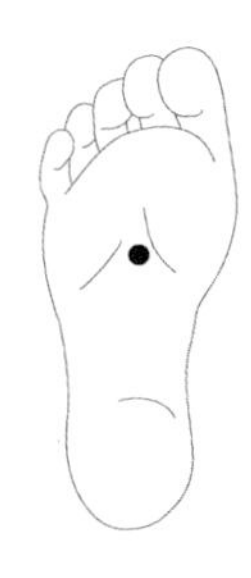

穴道位置 位於腳底的凹陷處。

取穴技巧 用手指按在腳底的凹陷處取穴。

按摩法

拿1號筷鍼 ⊖ 按、壓左腳穴位，並採呼吸法 ⊖ 換右腳並重複動作。

呼吸法

採坐姿，腿伸直放在等高的椅子上 ⊖ 腹式呼吸（一吸一呼算1次）⊖ 重複動作10次。

STEP / 04 厲兌穴

工具 / 1 號筷鋮

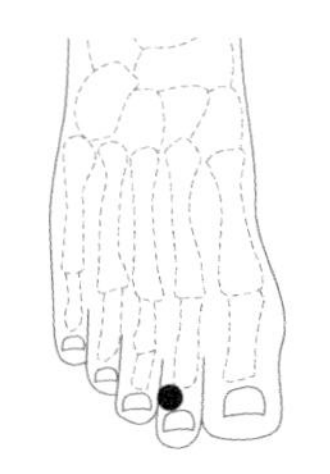

穴道位置 位於腳部第二趾的趾甲外側邊緣下方處。

取穴技巧 用手指按在腳部第二趾的趾甲外側邊緣下方處取穴。

按摩法

拿 1 號筷鋮 ⊖ 按、壓左腳穴位，並採呼吸法 ⊖ 換右腳並重複動作。

呼吸法

採坐姿，腿伸直放在等高的椅子上 ⊖ 閉目養神、全身放鬆 ⊖ 腹式呼吸（一吸一呼算 1 次）⊖ 重複動作 10 次。

STEP / 05 足三里穴

工具 / 1 號筷鋮

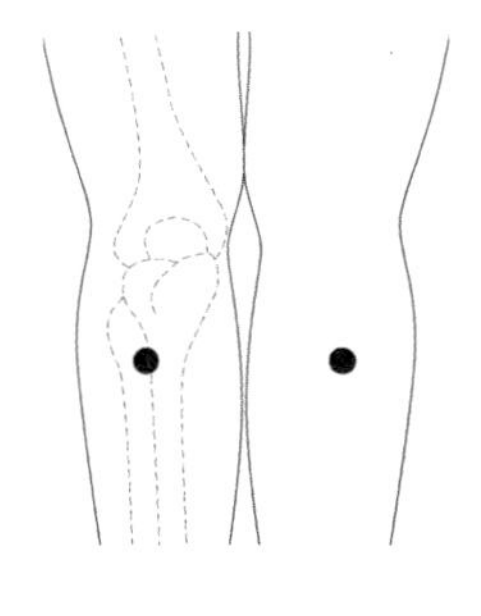

穴道位置 位於小腿外側，犢鼻穴下方的骨頭向下四橫指寬，再向外一個拇指橫寬處。

取穴技巧 膝蓋彎曲成直角，用手指按在犢鼻穴下方的骨頭向下四橫指寬，再向外一個拇指橫寬處取穴。

按摩法

拿 1 號筷鋮 ⊖ 按、壓兩腿穴位，並採呼吸法。

呼吸法

採坐姿，屈膝成直角 ⊖ 腹式呼吸（一吸一呼算 1 次）⊖ 重複動作 10 次。

STEP／06 腰部阿是穴

工具／2 號筷鋮

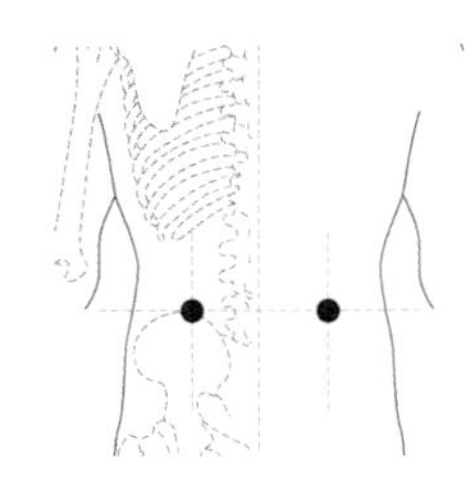

穴道位置　位於髖骨尖端水平連線至脊椎向外四橫指寬處。

取穴技巧　用手指按在髖骨尖端水平連線至脊椎向外四橫指寬處取穴。

按摩法

拿 2 號筷鋮 ⊖ 按、壓背部兩側穴位，並採呼吸法。

呼吸法

吸氣時，雙手向上舉；呼氣時，恢復原狀 ⊖ 10 次 ⊖ 吸氣時，雙手向上舉，身體向左轉；呼氣時，恢復原狀 ⊖ 吸氣時，雙手向上舉，身體向右轉；呼氣時，恢復原狀 ⊖ 吸氣時，雙手向上舉，身體向前彎；呼氣時，恢復原狀。

08

- 病症 Disease -

生理痛

Dysmenorrhea

女性月經前或月經期間出現腹痛或腰痛的狀況，就是生理痛。生理痛的程度會因個人體質而異，有的人會劇痛到需服用止痛藥緩解；有的人只會有輕微不適。月經期間，除了生理痛之外，還可能會伴隨頭痛、焦躁、水腫、腹瀉、手腳冰冷等症狀，為不少女性帶來困擾。

如果不是子宮疾病所引起生理痛，多半是體內寒冷和精神壓力過大所造成，可以透過改變生活作息，養成良好的飲食習慣，避免食用冰冷的食物，並適度運動和按摩穴道，改善血液循環，讓生理和心理保持穩定且健康的狀態，就能預防或減輕每次月經期間的不適症狀。

◆ 穴道按摩流程及動態影片 QR code

生理痛
穴道按摩流程
肝俞穴
脾俞穴
腎俞穴
氣海穴
血海穴
三陰交穴

ARTICLE 01

造成原因

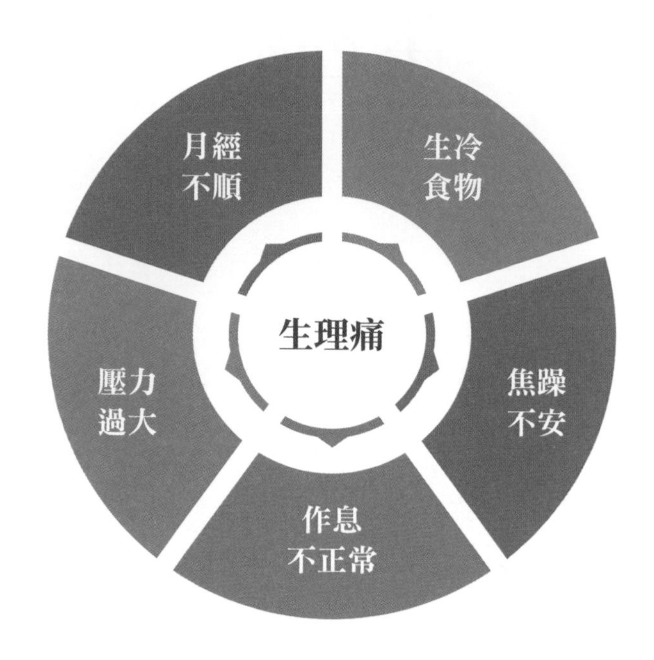

ARTICLE 02

預防方法

生活作息規律

每日定時就寢和起床，讓身體有穩定且充足的休息時間，也能放鬆身心，尤其在生理期間更需要充足的休息，避免過於勞累和緊張。

適時放鬆且穩定情緒

焦躁不安、過度緊張、壓力過大等狀態，在生理期間可能會加劇疼痛感，因此再忙再累，也要適時的休息，舒緩壓力，保持情緒穩定。

適當按摩穴道

正確且適當的按摩穴道，有助於預防生理痛，或是舒緩疼痛症狀。

少吃生、冷、油膩的食物

時常食用生菜沙拉、冰品、冷飲等生冷食物，容易讓子宮受寒，導致月經不順，或愛吃油膩的食物，也會影響內分泌，以致生理期間容易經痛。

養成運動的習慣

適度的運動可以舒緩精神壓力，促進血液循環，因此建議每週至少 3 次，每次至少 30 分鐘，從事喜歡的運動項目，以保持身心健康。

ARTICLE 03 改善症狀的穴道

STEP／01 肝俞穴

工具／1 號筷鍼

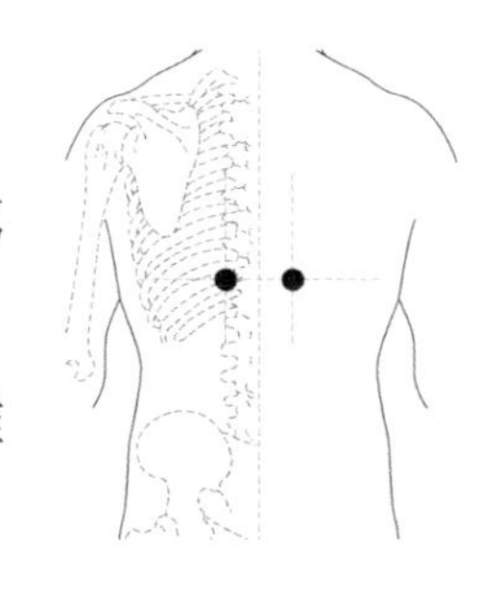

穴道位置 位於脊椎最高點凸出處向下九個椎體（第九胸椎棘突），再向外兩橫指寬處。

取穴技巧 用手指按在脊椎最高點凸出處向下九個椎體，再向外兩橫指寬處取穴。

按摩法

拿 1 號筷鍼 ⊝ 按、壓背部兩側穴位，並採呼吸法。

呼吸法

吸氣時，雙手向上舉；呼氣時，雙手放下，肩膀放鬆（一吸一呼算 1 次）⊝ 重複動作 10 次。

STEP／02 脾俞穴

工具／1 號筷鋮

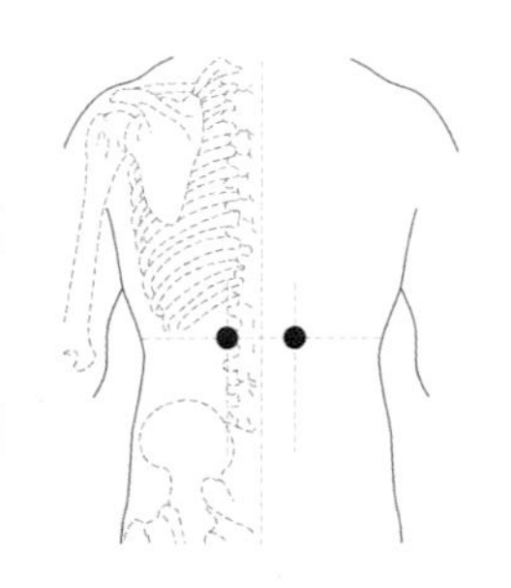

穴道位置 位於脊椎最高點凸出處向下十一個椎體（第十一胸椎棘突），再向外兩橫指寬處。

取穴技巧 用手指按在脊椎最高點凸出處向下十一個椎體，再向外兩橫指寬處取穴。

按摩法

拿 1 號筷鋮 ⊖ 按、壓背部兩側穴位，並採呼吸法。

呼吸法

吸氣時，雙手向上舉；呼氣時，雙手放下，肩膀放鬆（一吸一呼算 1 次）⊖ 重複動作 10 次。

STEP／03 腎俞穴

工具／1 號筷鋮

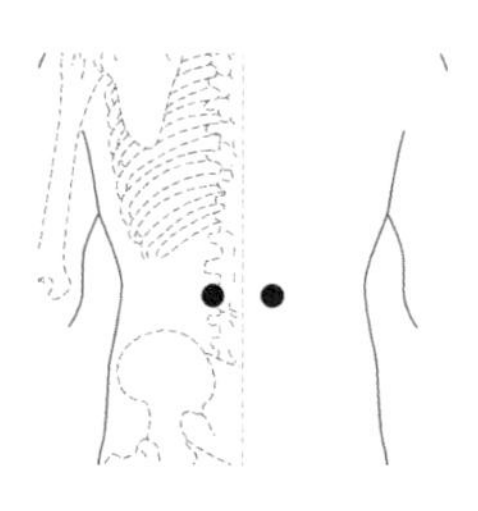

穴道位置 位於肚臍水平線與脊椎相交點向外兩橫指寬處。

取穴技巧 用手指從肚臍沿著身形向後水平連線至脊椎，再向外兩橫指寬處取穴。

按摩法

拿 1 號筷鋮 ⊖ 按、壓背部兩側穴位，並採呼吸法。

呼吸法

吸氣時，雙手向上舉；呼氣時，雙手放下，肩膀放鬆（一吸一呼算 1 次）⊖ 重複動作 10 次。

STEP／04 氣海穴

工具／1 號筷鋮

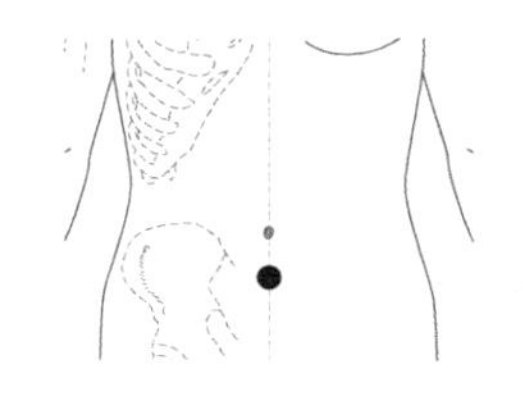

穴道位置　位於肚臍向下兩橫指寬處。

取穴技巧　用手指按在肚臍向下兩橫指寬處取穴。

按摩法

拿 1 號筷鋮 ⊖ 按、壓穴位，並採呼吸法。

呼吸法

採站姿 ⊖ 吸氣時，雙手向上舉；呼氣時，雙手放下，肩膀放鬆（一吸一呼算 1 次）⊖ 重複動作 10 次。

STEP／05 血海穴

工具／拇指指腹

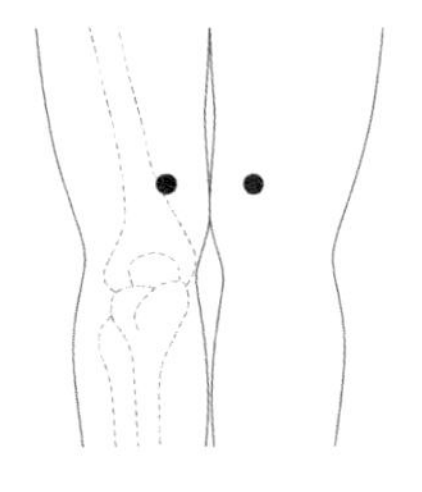

穴道位置　位於膝蓋骨內側向上三橫指寬處。

取穴技巧　膝蓋彎曲成直角，將掌心包住膝蓋骨，在拇指指尖碰觸到的位置取穴。

按摩法

用右手拇指指腹 ⊖ 按、壓、揉左腿穴位（力道適中），並採呼吸法 ⊖ 換右腿並重複動作。

呼吸法

採坐姿，屈腿放在等高的椅子上 ⊖ 腹式呼吸（一吸一呼算 1 次）⊖ 重複動作 20 次。

STEP／06 三陰交穴 工具／2 號筷鍼

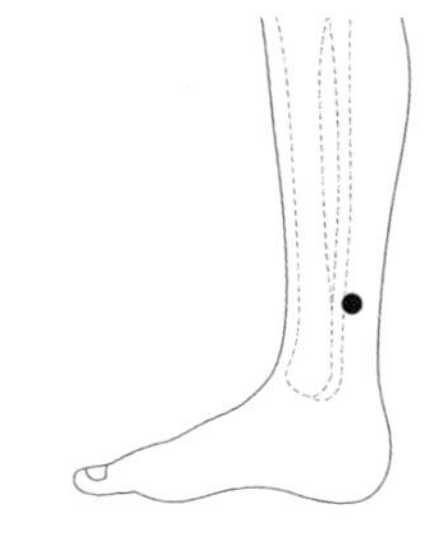

穴道位置 位於內腳踝凸出處的上方，向上四橫指寬的骨頭內側凹陷處。

取穴技巧 用手指按在內腳踝凸出處的上方，向上四橫指寬的骨頭內側凹陷處取穴。

按摩法

拿 2 號筷鍼 ⊖ 按、壓左腿穴位，並採呼吸法 ⊖ 換右腳並重複動作。

呼吸法

採坐姿，屈腿放在等高的椅子上 ⊖ 腹式呼吸（一吸一呼算 1 次）⊖ 重複動作 10 次。

09

- 病症 Disease -

便秘

Constipation

原則上，每天需要排便一兩次，如果三天以上沒有排便，或是在排便時，腹部需要用力，並感到疼痛，就代表有便秘的症狀，或雖然每天排便，但糞便太硬，也是便秘。

如果常吃烤炸類，或太油膩、辛辣等刺激性食物且暴飲暴食，加上蔬菜水果和水分的攝取量不足，並缺乏運動的人，因為這些不良的飲食習慣，導致腸道機能減弱，使得腸道蠕動緩慢，讓糞便在體內逐漸變乾變硬，就容易有便秘的問題，另外長期情緒緊張、壓力過大、焦躁不安、久坐久站或經常憋便，也是造成便秘的原因，這些原因可以透過調整飲食和適度運動，以及穴道按摩來改善腸道機能，達到預防便秘的效果。

◆穴道按摩流程及動態影片 QR code

便秘
穴道按摩流程
中脘穴+水分穴
氣海穴+關元穴
天樞穴
歸來穴
足三里穴
三陰交穴

ARTICLE 01

造成原因

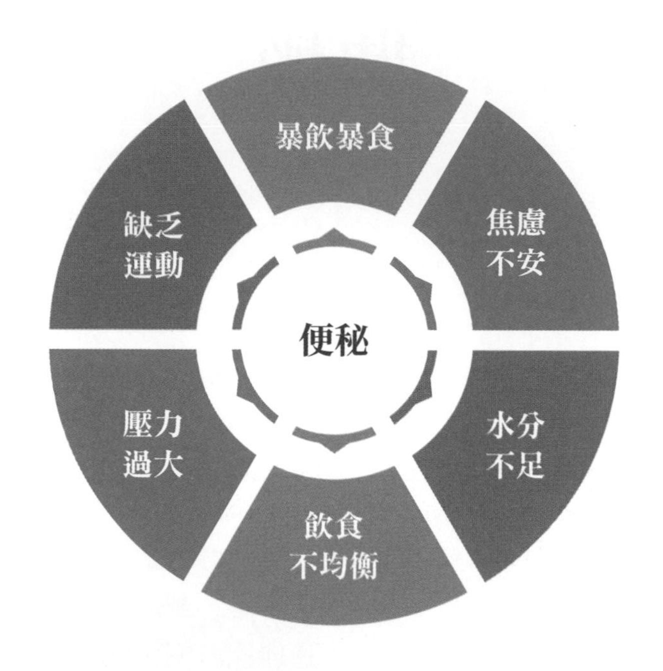

ARTICLE 02

預防方法

飲食均衡且多喝水

均衡攝取六大類食物，尤其是蔬菜水果，並攝取充分的水分，不只能促進新陳代謝，還能增強腸胃機能，幫助腸道蠕動，利於排便。

養成良好的排便習慣

建議每天早上喝杯溫開水，以刺激腸道蠕動，養成早上排便的習慣，如果刻意不上廁所，長期會減弱腹部肌力，進而影響腸道機能而引起便秘。

適當按摩穴道

正確且適當的按摩穴道，能刺激腸胃蠕動，預防便秘。

改善症狀的穴道

ARTICLE 03

STEP／01 中脘穴＋水分穴

工具／1號筷鍼

◎ 中脘穴

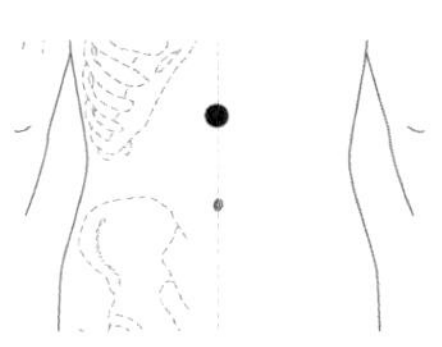

穴道位置 位於肚臍向上五橫指寬處。

取穴技巧 用手指按在肚臍向上五橫指寬處取穴。

◎ 水分穴

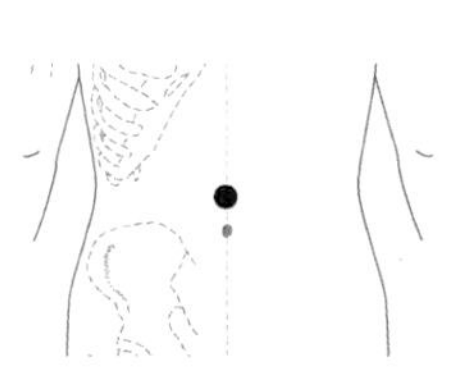

穴道位置 位於肚臍向上一個拇指橫寬處。

取穴技巧 用手指按在肚臍向上一個拇指橫寬處取穴。

按摩法

雙手拿1號筷鍼 ⊙ 右手按、壓中脘穴；左手按、壓水分穴，並採呼吸法。

呼吸法

採站姿 ⊙ 吸氣時，肚子脹起；呼氣時，肚子收縮，肩膀放鬆（一吸一呼算1次）⊙ 重複動作10次。

流程

STEP／02 氣海穴＋關元穴

工具／1號筷鍼

◉ 氣海穴

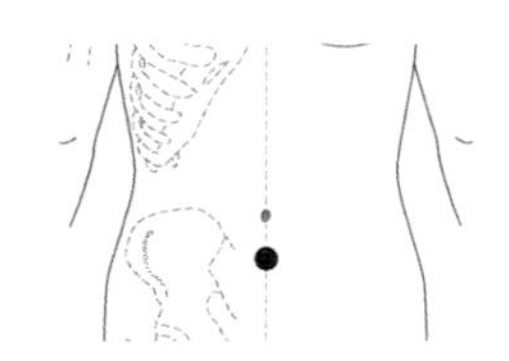

穴道位置 位於肚臍向下兩橫指寬處。

取穴技巧 用手指按在肚臍向下兩橫指寬處取穴。

◉ 關元穴

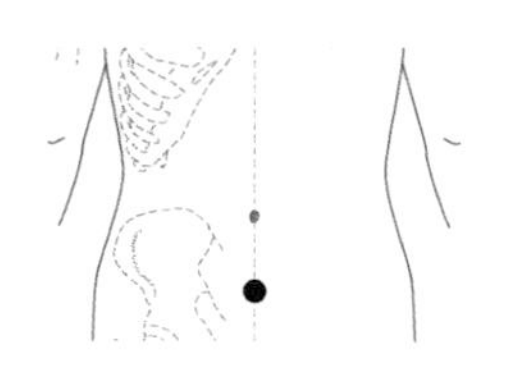

穴道位置 位於肚臍向下四橫指寬處。

取穴技巧 用手指按在肚臍向下四橫指寬處取穴。

按摩法

雙手拿1號筷鍼→右手按、壓氣海穴；左手按、壓關元穴（由下往上斜插），並採呼吸法。

呼吸法

採站姿→吸氣時，肚子脹起；呼氣時，肚子收縮，肩膀放鬆（一吸一呼算1次）→重複動作10次。

STEP / 03 天樞穴

工具 / 1 號筷鍼

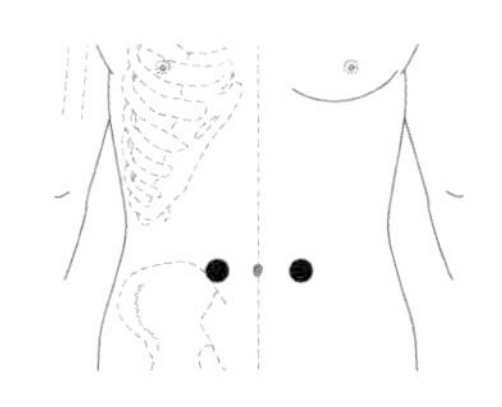

穴道位置 位於肚臍向外三橫指寬處。

取穴技巧 用手指按在肚臍向外三橫指寬處取穴。

按摩法

拿 1 號筷鍼 ⊖ 按、壓腹部兩側穴位（由外往內斜插），並採呼吸法。

呼吸法

採站姿 ⊖ 腹式呼吸（一吸一呼算 1 次）⊖ 重複動作 10 次。

STEP / 04 歸來穴

工具 / 1 號筷鍼

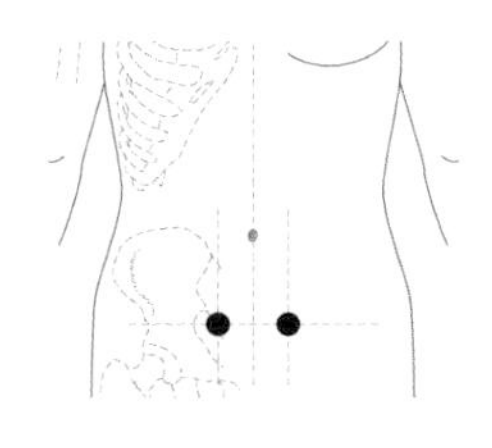

穴道位置 位於肚臍向下五橫指寬，再向外兩橫指寬處。

取穴技巧 用手指按在肚臍向下五橫指寬，再向外兩橫指寬處取穴。

按摩法

拿 1 號筷鍼 ⊖ 按、壓腹部兩側穴位（由外往內斜插），並採呼吸法。

呼吸法

採站姿 ⊖ 吸氣時，肚子脹起；呼氣時，肚子收縮，肩膀放鬆（一吸一呼算 1 次）⊖ 重複動作 10 次。

STEP／05 足三里穴

工具／1號筷鍼

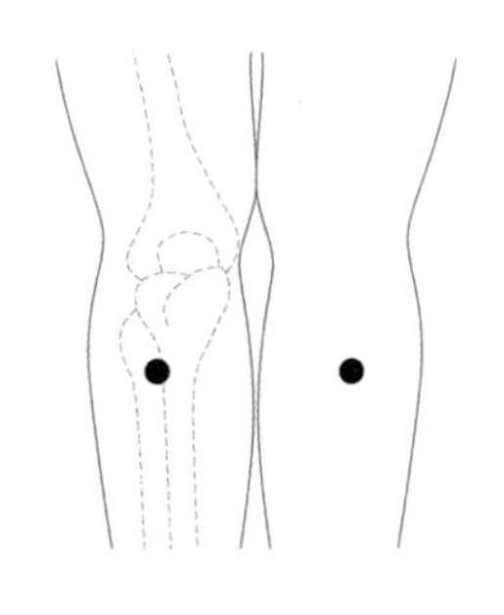

穴道位置 位於小腿外側，犢鼻穴下方的骨頭向下四橫指寬，再向外一個拇指橫寬處。

取穴技巧 膝蓋彎曲成直角，用手指按在犢鼻穴下方的骨頭向下四橫指寬，再向外一個拇指橫寬處取穴。

按摩法 拿1號筷鍼→按、壓兩腿穴位，並採呼吸法。

呼吸法

採坐姿，屈膝成直角→腹式呼吸（一吸一呼算1次）→重複動作10次。

STEP／06 三陰交穴

工具／2號筷鍼

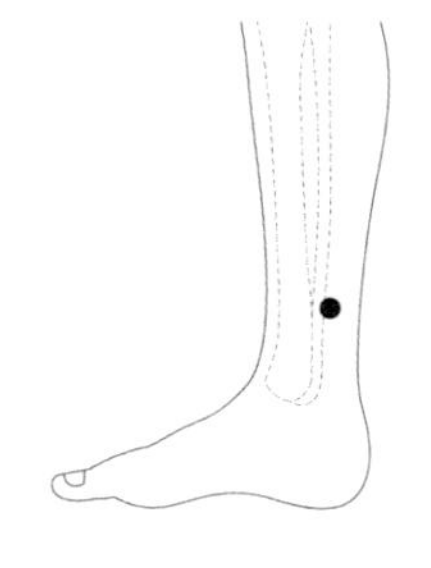

穴道位置 位於內腳踝凸出處的上方，向上四橫指寬的骨頭內側凹陷處。

取穴技巧 用手指按在內腳踝凸出處的上方，向上四橫指寬的骨頭內側凹陷處取穴。

按摩法

拿2號筷鍼→按、壓左腿穴位，並採呼吸法→換右腳並重複動作。

呼吸法

採坐姿，屈腿放在等高的椅子上→腹式呼吸（一吸一呼算1次）→重複動作10次。

10

- 病症 Disease -

腳部水腫

Swollen feet

不少人一到下午或晚間，就會感覺鞋子變緊，而小腿及腳背有明顯的腫脹情況，可隔天早上又恢復正常，這種情況就屬於體質性水腫，也是最為常見且以女性居多的水腫症狀。

體質性水腫引起的原因有很多種，通常是因為吃太鹹，導致體內水分暫時無法排出，或是因為久坐、久站導致血液循環不良，也可能是受到女性生理期或懷孕的影響，這些原因引起的腳部水腫可以透過穴道按摩，以及調整生活習慣，改善症狀且降低發生頻率。若是腳底水腫不能透過生活飲食習慣改善，就可能是因為腎臟、心臟、肝臟等疾病所引起，需要專業醫師診斷和治療。

◆穴道按摩流程及動態影片 QR code

腳部水腫
穴道按摩流程

厲兌穴

湧泉穴

足三里穴

承山穴

揉小腿肚

ARTICLE 01

造成原因

缺乏
運動
吃太鹹
心臟病
腎臟病
血液
循環不良
藥物
引起
懷孕
生理期
腳部
水腫

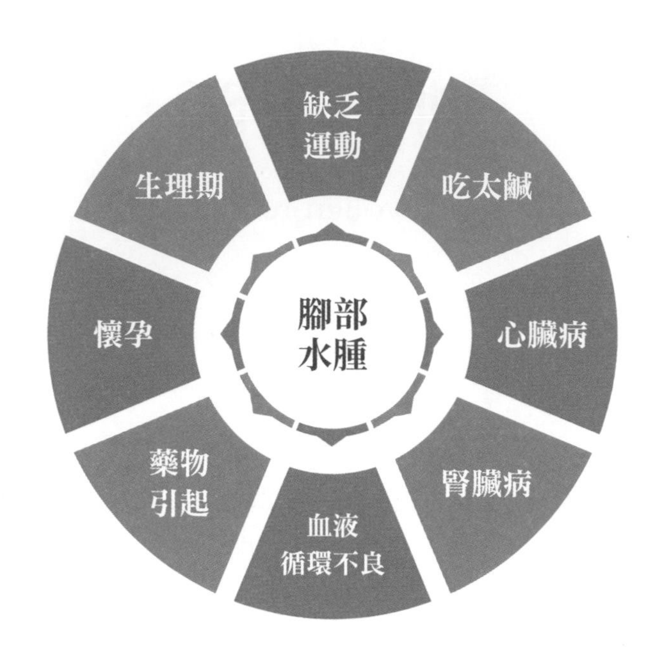

ARTICLE 02

預防方法

適時變換姿勢

每隔 1 小時左右，需改變長期不變的工作姿勢，避免久坐久站，可以透過走路，或是將腳抬高於心臟進行按摩，紓解水腫的症狀。

少吃重口味的食物

重口味的食物多半太鹹，而太鹹的食物容易讓體內的水分滯留，無法正常代謝，造成雙腳水腫，甚至眼皮浮腫。

生活作息規律

每日定時就寢和起床，讓身體有穩定且充足的休息時間，也能放鬆身心，避免熬夜、過勞和緊張等狀況，可以降低腳部水腫的發生機率。

養成運動的習慣

適度的運動可以促進新陳代謝，排出體內過多的水分，因此建議每週至少 3 次，每次至少 30 分鐘，從事喜歡的運動項目，以保持身體健康。

適當按摩穴道

正確且適當的按摩穴道，有助於改善腳部水腫的症狀。

ARTICLE 03 改善症狀的穴道

STEP／01 厲兌穴

工具／1 號筷鍼

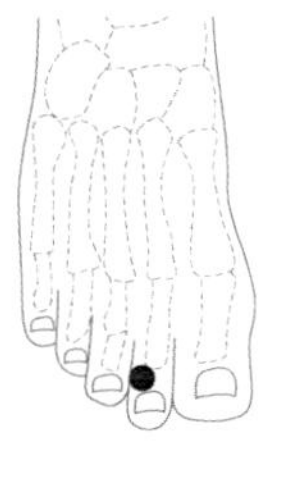

穴道位置 位於腳部第二趾的趾甲外側邊緣下方處。

取穴技巧 用手指按在腳部第二趾的趾甲外側邊緣下方處取穴。

按摩法

拿 1 號筷鍼 ⊖ 按、壓左腳穴位，並採呼吸法 ⊖ 換右腳並重複動作。

呼吸法

採坐姿，腿伸直放在等高的椅子上 ⊖ 閉目養神、全身放鬆 ⊖ 腹式呼吸（一吸一呼算 1 次）⊖ 重複動作 10 次。

流程

STEP／02 湧泉穴

工具／1 號筷鍼

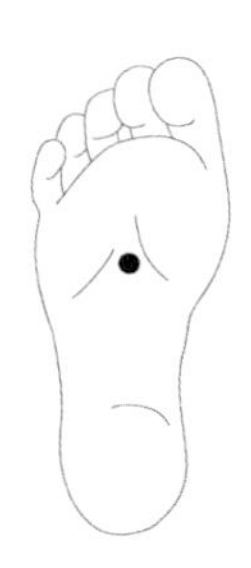

穴道位置　位於腳底的凹陷處。

取穴技巧　用手指按在腳底的凹陷處取穴。

按摩法

拿 1 號筷鍼 ⊖ 按、壓左腳穴位，並採呼吸法 ⊖ 換右腳並重複動作。

呼吸法

採坐姿，腿伸直放在等高的椅子上 ⊖ 腹式呼吸（一吸一呼算 1 次）⊖ 重複動作 10 次。

STEP／03 足三里穴

工具／1 號筷鍼

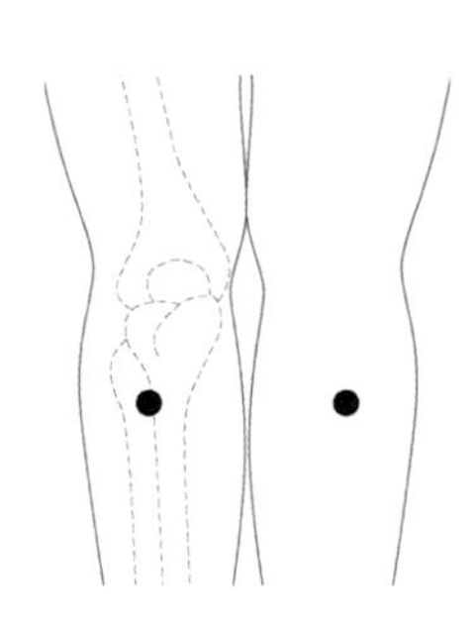

穴道位置　位於小腿外側，犢鼻穴下方的骨頭向下四橫指寬，再向外一個拇指橫寬處。

取穴技巧　膝蓋彎曲成直角，用手指按在犢鼻穴下方的骨頭向下四橫指寬，再向外一個拇指橫寬處取穴。

按摩法

拿 1 號筷鍼 ⊖ 按、壓兩腿穴位，並採呼吸法。

呼吸法

採坐姿，屈膝成直角 ⊖ 腹式呼吸（一吸一呼算 1 次）⊖ 重複動作 10 次。

STEP／04 承山穴

工具／拇指指腹

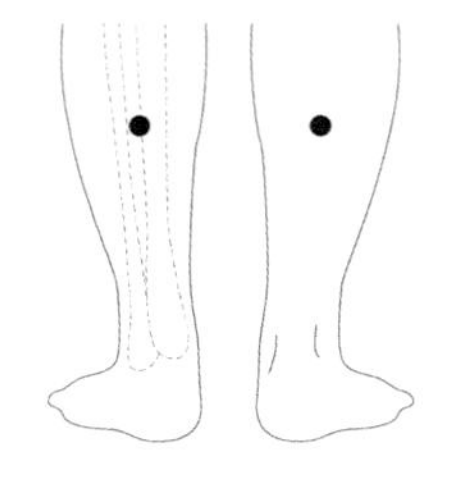

穴道位置 位於小腿肚正下方的中央凹陷處。

取穴技巧 用手指按在小腿肚正下方的中央凹陷處取穴。

按摩法

用右手拇指指腹（四指輔助施力）⊖ 按、壓、揉左腿穴位，並採呼吸法 ⊖ 換右腿並重複動作。

呼吸法

採坐姿，屈腿放在等高的椅子上 ⊖ 腹式呼吸（一吸一呼算 1 次）⊖ 重複動作 20 次。

11

- 病症 Disease -

腳抽筋

Leg cramps

半夜睡得香甜的時候，或是在游泳、走路或跑步的時候，小腿肚或腳底突然無預警的僵直、痙攣，讓人痛得難以忍受，這種腳抽筋的狀況，尤其是老人、孕婦和運動員居多。

造成腳抽筋的原因有很多種，其中最為常見的原因是肌肉疲勞和腿腳受寒。前者如果不是因為運動造成，多半是因為久坐久站、姿勢不正確，導致下肢血液循環不良所引起；後者則是晚間睡眠時，環境低溫刺激腿部或腳部的肌肉，促使肌肉突然收縮所引起。因此平時只要適度運動，並充足休息，且注意腿腳的保暖，再加上按摩穴道，促進血液循環，就能有效預防腳抽筋。

◆ 穴道按摩流程及動態影片 QR code

腳抽筋
穴道按摩流程

血海穴

委中穴

承山穴

揉小腿肚

ARTICLE 01

造成原因

水分
不足
肌肉
過度疲勞
無適當
暖身運動
腿腳
受寒
長期姿勢
不正確
靜脈
曲張
過度
緊張
腳抽筋

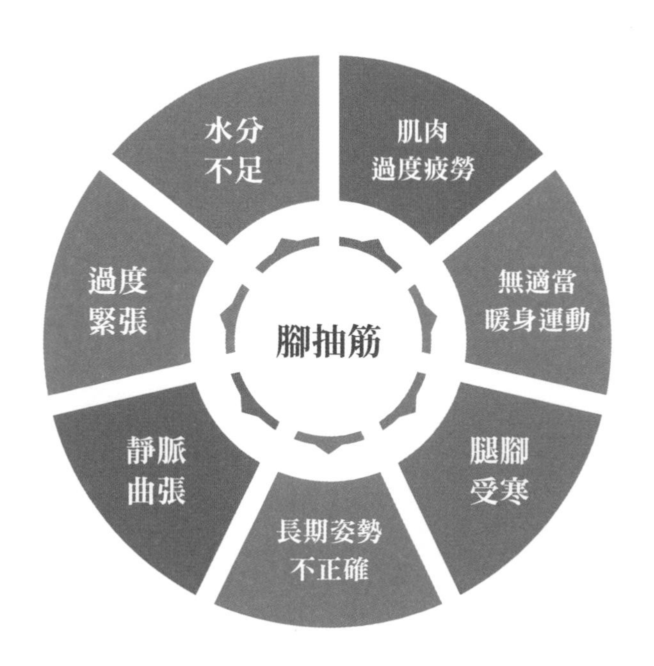

ARTICLE 02

預防方法

養成良好的運動習慣

適度的運動可以促進血液循環，但運動前須記得要充分熱身，運動後也要充分伸展，才能有效鍛鍊肌肉強度及柔軟度，避免肌肉過度疲勞。

飲食均衡且多喝水

均衡飲食能補充身體所需的營養，再配合白天多喝水，少喝含酒精及咖啡因的飲料，可以有效降低腳抽筋的發生機率。

睡前泡腳與按摩

透過睡前泡腳，以及按摩雙腿和腳底，可以有效放鬆肌肉，並促進血液循環，預防因為肌肉疲勞或腿腳受寒而引起腳抽筋。

生活作息規律

每日定時就寢和起床，讓身體有穩定且充足的休息時間，也能放鬆身心，避免過度勞累、緊張等因素引起腳抽筋。

適當按摩穴道

正確且適當的按摩穴道，有助於預防腳抽筋，或是舒緩疼痛症狀。

ARTICLE 03

改善症狀的穴道

STEP／01 血海穴

工具／拇指指腹

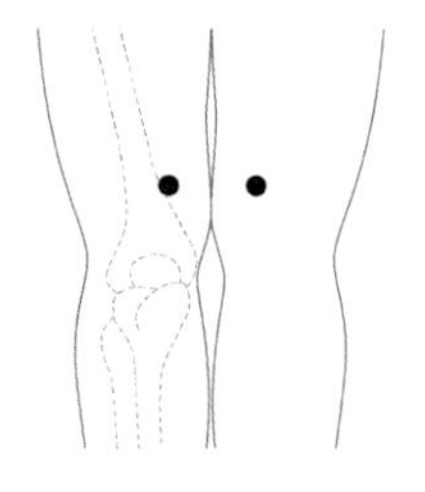

穴道位置　位於膝蓋骨內側向上三橫指寬處。

取穴技巧　膝蓋彎曲成直角，將掌心包住膝蓋骨，在拇指指尖碰觸到的位置取穴。

按摩法

用右手拇指指腹 ⊖ 按、壓、揉左腿穴位（力道適中），並採呼吸法 ⊖ 換右腿並重複動作。

呼吸法

採坐姿，屈腿放在等高的椅子上 ⊖ 腹式呼吸（一吸一呼算 1 次）⊖ 重複動作 20 次。

STEP ／ 02 委中穴

工具／2 號筷鍼

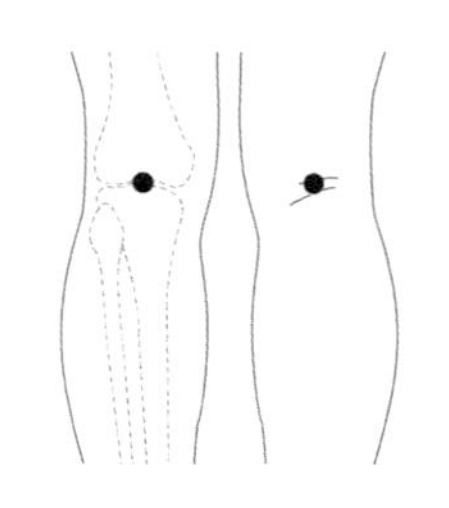

穴道位置　位於膝蓋後方橫紋的中點處。

取穴技巧　用手指按在膝蓋後方橫紋的中點處取穴。

按摩法

拿 2 號筷鍼 ⊖ 按、壓兩腿穴位，並採呼吸法。

呼吸法

採站姿 ⊖ 吸氣時，雙手向上舉；呼氣時，雙手放下，肩膀放鬆（一吸一呼算 1 次）⊖ 重複動作 10 次。

STEP ／ 03 承山穴

工具／拇指指腹

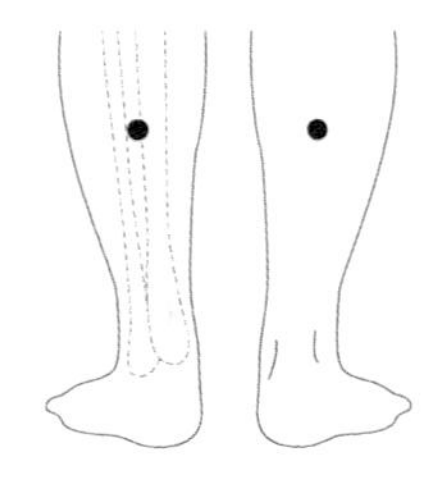

穴道位置　位於小腿肚正下方的中央凹陷處。

取穴技巧　用手指按在小腿肚正下方的中央凹陷處取穴。

按摩法

用右手拇指指腹（四指輔助施力）⊖ 按、壓、揉左腿穴位，並採呼吸法 ⊖ 換右腿並重複動作。

呼吸法

採坐姿，屈腿放在等高的椅子上 ⊖ 腹式呼吸（一吸一呼算 1 次）⊖ 重複動作 20 次。

12

- 病症 Disease -

腳底冰冷

Cold feet

每當冬天來臨時，或是夏季待在冷氣房時，很多人的雙腳就會隨著環境溫度變得冰冷，尤其是上班族女性和年長者，嚴重時可能會冷到睡不著，而造成腳底冰冷的主要原因是血液循環不良。

血液循環不良多半與心臟衰弱、貧血、發燒、血糖過低或生理期等狀況有關，因為這些狀況會影響全身血液的運輸功能，使得距離心臟較遠的腳底變得冰冷，除此之外，衣服穿得不夠保暖、精神壓力過大、焦躁不安等，也會引起腳底冰冷，所以平時要注意保暖，加上適度的運動，以紓解壓力，讓身心狀態保持穩定，再搭配穴道按摩，就可以有效改善腳底冰冷的症狀。

◆穴道按摩流程及動態影片 QR code

腳底冰冷
穴道按摩流程

氣海穴＋關元穴

足三里穴

湧泉穴

三陰交穴

懸鐘穴

足臨泣穴

揉小腿肚

ARTICLE 01

造成原因

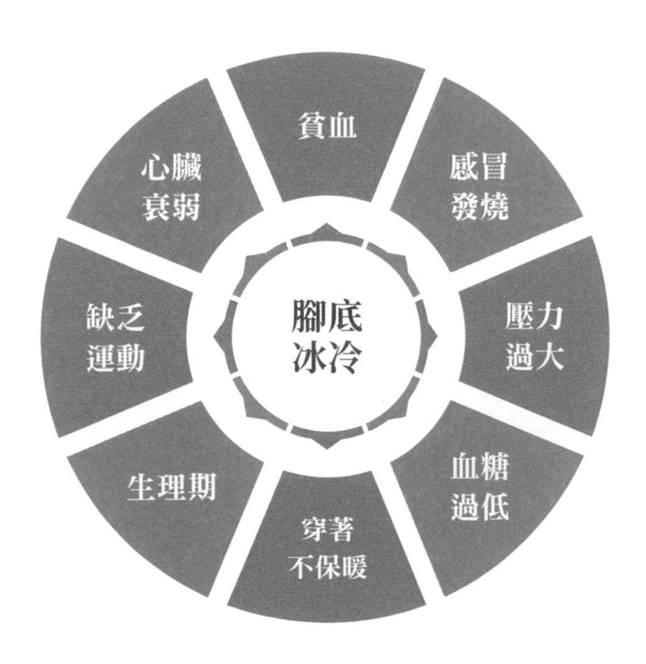

ARTICLE 02

預防方法

平時穿著需注意保暖

平時要注意腿部、腳部和腹部的保暖，避免穿著容易受寒的衣物，也要避免穿著過緊的襪子，以免阻礙腳部的血液循環。

每晚泡腳或泡澡

透過每晚泡腳或泡澡的方式，可以達到驅寒的功效，如果睡前再靠牆抬腿 10 分鐘，還可以有效促進腿部和腳部的血液循環，改善腳部水腫的狀況。

養成運動的習慣

適度的運動有助於促進血液循環，因此建議每週至少 3 次，每次至少 30 分鐘，從事喜歡的運動項目，以改善腳底冰冷的症狀。

ARTICLE 03

改善症狀的穴道

STEP／01 氣海穴＋關元穴

工具／1 號筷鍼

◉ 氣海穴

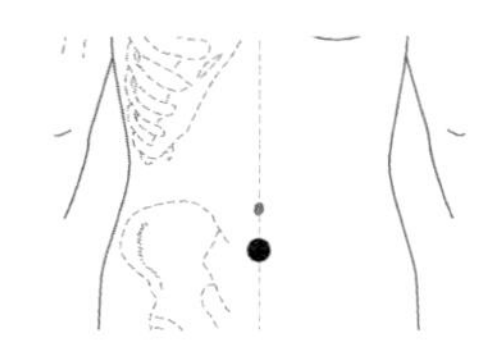

穴道位置 位於肚臍向下兩橫指寬處。

取穴技巧 用手指按在肚臍向下兩橫指寬處取穴。

◉ 關元穴

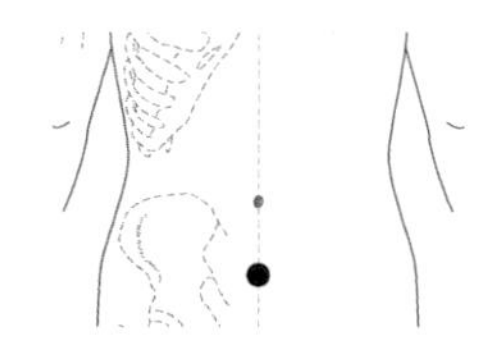

穴道位置 位於肚臍向下四橫指寬處。

取穴技巧 用手指按在肚臍向下四橫指寬處取穴。

按摩法

雙手拿 1 號筷鍼 ⊖ 右手按、壓氣海穴；左手按、壓關元穴（由下往上斜插），並採呼吸法。

呼吸法

採站姿 ⊖ 吸氣時，肚子脹起；呼氣時，肚子收縮，肩膀放鬆（一吸一呼算 1 次）⊖ 重複動作 10 次。

STEP／02 足三里穴

工具／1 號筷鍼

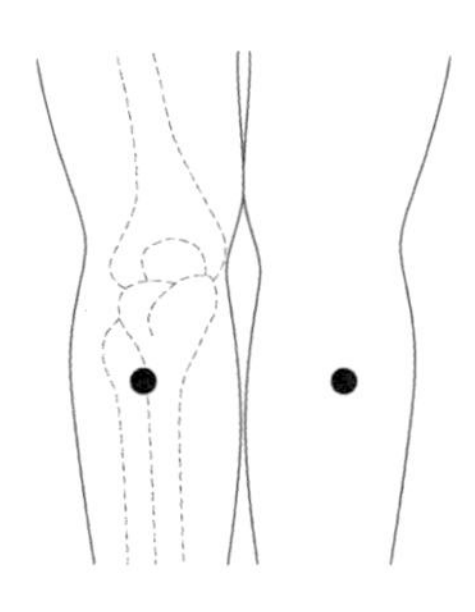

穴道位置 位於小腿外側，犢鼻穴下方的骨頭向下四橫指寬，再向外一個拇指橫寬處。

取穴技巧 膝蓋彎曲成直角，用手指按在犢鼻穴下方的骨頭向下四橫指寬，再向外一個拇指橫寬處取穴。

ⓘ 按摩法

拿 1 號筷鍼 → 按、壓兩腿穴位，並採呼吸法。

呼吸法

採坐姿，屈膝成直角 → 腹式呼吸（一吸一呼算 1 次）→ 重複動作 10 次。

STEP／03 湧泉穴

工具／1 號筷鍼

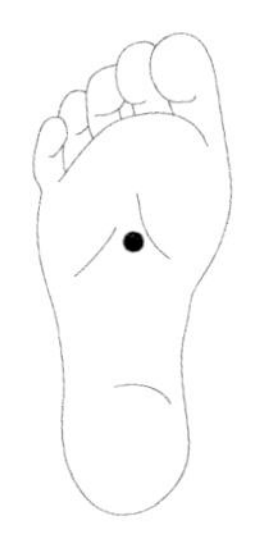

穴道位置 位於腳底的凹陷處。

取穴技巧 用手指按在腳底的凹陷處取穴。

ⓘ 按摩法

拿 1 號筷鍼 → 按、壓左腳穴位，並採呼吸法 → 換右腳並重複動作。

呼吸法

採坐姿，腿伸直放在等高的椅子上 → 腹式呼吸（一吸一呼算 1 次）→ 重複動作 10 次。

STEP / 04 三陰交穴

工具 / 2 號筷鍼

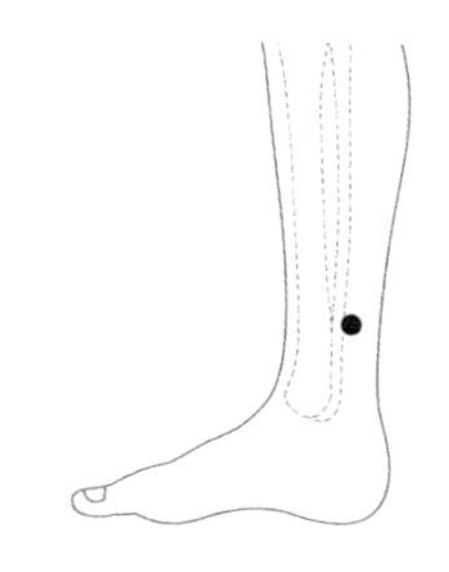

穴道位置 位於內腳踝凸出處的上方，向上四橫指寬的骨頭內側凹陷處。

取穴技巧 用手指按在內腳踝凸出處的上方，向上四橫指寬的骨頭內側凹陷處取穴。

按摩法

拿 2 號筷鍼 ⊖ 按、壓左腿穴位，並採呼吸法 ⊖ 換右腳並重複動作。

呼吸法

採坐姿，屈腿放在等高的椅子上 ⊖ 腹式呼吸（一吸一呼算 1 次）⊖ 重複動作 10 次。

STEP / 05 懸鐘穴

工具 / 2 號筷鍼

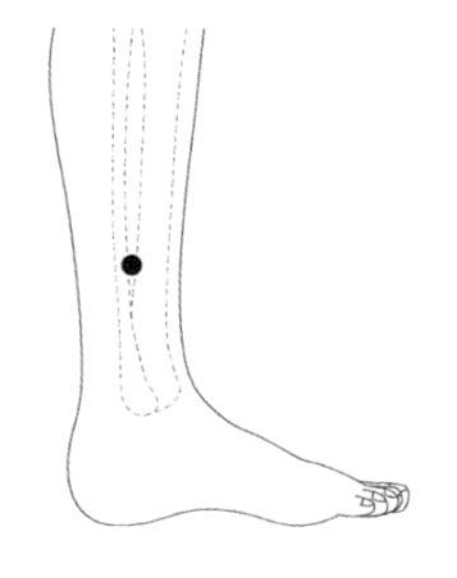

穴道位置 位於外腳踝凸出處的上方，向上四橫指寬的骨頭邊緣處。

取穴技巧 用手指按在外腳踝凸出處的上方，向上四橫指寬的骨頭邊緣處取穴。

按摩法

拿 2 號筷鍼 ⊖ 按、壓左腿穴位，並採呼吸法 ⊖ 2 分鐘 ⊖ 用手掌心輕揉穴位 ⊖ 換右腳並重複動作。

呼吸法

採坐姿，屈腿放在等高的椅子上 ⊖ 閉目養神 ⊖ 腹式呼吸。

STEP / 06 足臨泣穴

工具 / 2 號筷鋮

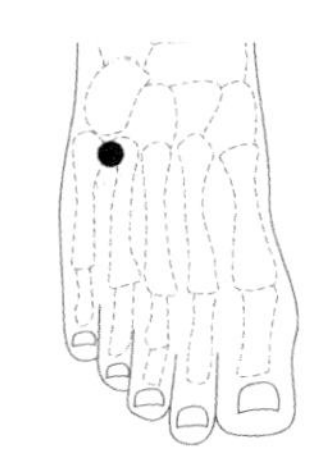

穴道位置　位於腳背第四趾與小拇趾的骨頭接合處。

取穴技巧　用手指按在腳背第四趾與小拇趾的骨頭接合處取穴。

按摩法

拿 2 號筷鋮 → 按、壓左腳穴位，並採呼吸法 → 2 分鐘 → 用拇指指腹輕揉穴位 → 換右腳並重複動作。

呼吸法

採坐姿，腿伸直放在等高的椅子上 → 閉目養神、全身放鬆 → 腹式呼吸。

13

- 病症 Disease -

感冒

Common cold

當體力減退、免疫力下降的時候，再加上季節轉換或環境溫差的影響，就容易感冒。一般感冒多是打噴嚏、流鼻水、鼻塞、喉嚨痛、咳嗽等常見的呼吸道症狀，如果是流行性感冒則會引起發燒、全身痠痛、頭痛、疲倦感等症狀。

不論是哪種感冒，都會對日常生活造成不良的影響，除了吃藥減輕症狀外，還可以按摩穴道減輕不適，但仍需要多喝水和多休息，讓身體恢復健康，以抵抗病毒或細菌的侵害，因此平時就要注意身體狀況，適度運動、充足睡眠和均衡飲食，養成良好的習慣後，不只能增強免疫力，還可以改善體質，有效預防感冒。

◆ 穴道按摩流程及動態影片 QR code

感冒
穴道按摩流程
攢竹穴
太陽穴
風池穴
上星穴
合谷穴
曲池穴

ARTICLE 01

造成原因

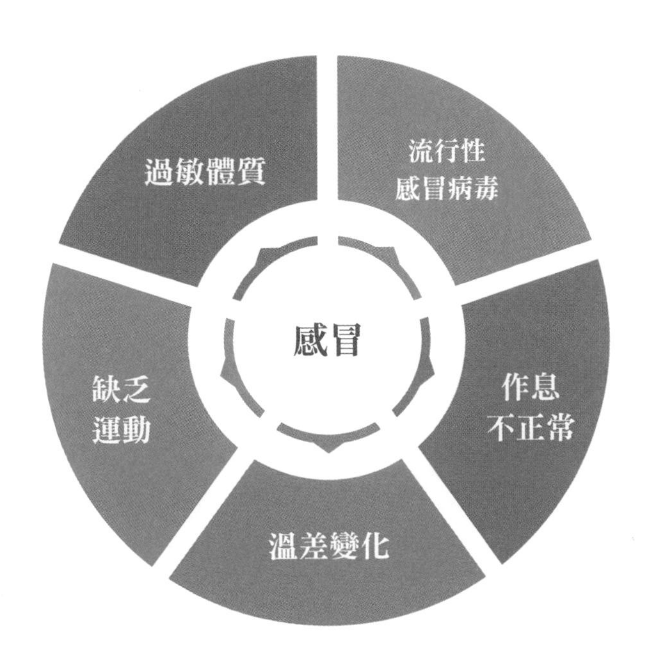

ARTICLE 02

預防方法

戴口罩與勤洗手

透過戴口罩與洗手等方式，可以阻隔飛沫傳染與接觸傳染的感冒，且戴口罩也能保護敏感的呼吸道，避免受溫差、空氣不佳等刺激的影響而感冒。

生活作息規律

每日定時就寢和起床，讓身體有穩定且充足的休息時間，也能放鬆身心，避免熬夜、過勞和緊張等狀況，導致免疫力下降。

飲食均衡且多喝溫開水

營養均衡和攝取足夠的水分，不只能增強且穩定身體機能，也能提升對疾病的免疫力。

養成運動的習慣

適度的運動可以強健身體機能，提升免疫力，因此建議每週至少3次，每次至少30分鐘，從事喜歡的運動項目，以保持身心健康。

適當按摩穴道

正確且適當的按摩穴道，有助於預防感冒，或是舒緩感冒症狀。

ARTICLE 03 改善症狀的穴道

STEP／01 攢ㄗㄢˊ竹穴

工具／1號筷鍼、推筋棒

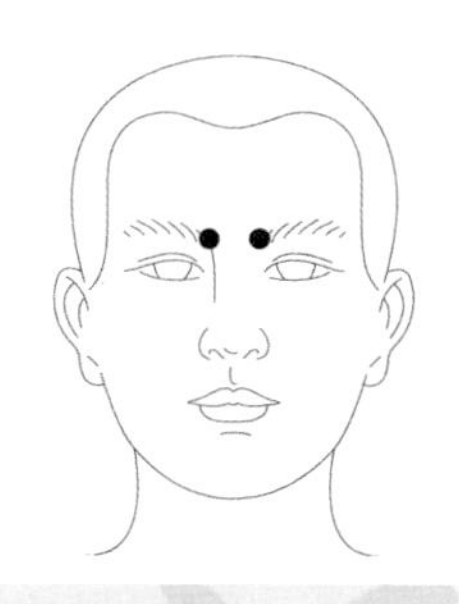

穴道位置 位於眉毛內側邊緣的凹陷處。

取穴技巧 用手指按在眉毛內側邊緣的凹陷處取穴。

按摩法

拿1號筷鍼→按、壓眉毛兩側穴位，並採呼吸法→拿推筋棒圓角邊→從穴位沿著眉毛推至眉毛尾端→左側20下→右側20下。

呼吸法

採坐姿→腹式呼吸（一吸一呼算1次）→重複動作10次。

STEP / 02 太陽穴

工具／3號筷鍼、推筋棒

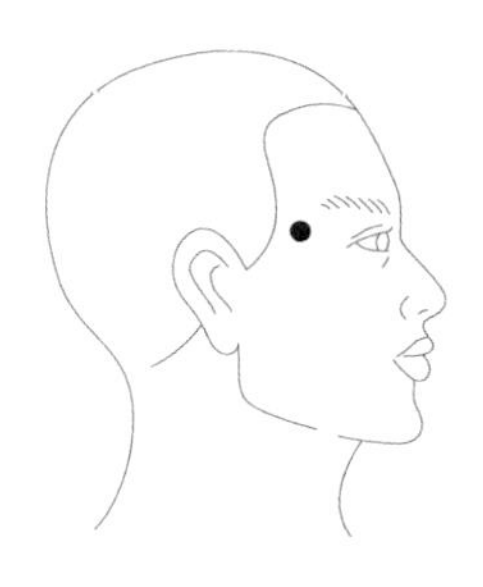

穴道位置 位於眼睛尾端向後的凹陷處。

取穴技巧 用拇指按在眼睛尾端向後的凹陷處取穴。

按摩法

拿3號筷鍼 ⊖ 按、壓、揉頭部左側穴位，並採呼吸法 ⊖ 每次5秒後，停一下 ⊖ 重複動作10次 ⊖ 拿推筋棒圓角邊 ⊖ 由上往下推頭部左側穴位 ⊖ 20下 ⊖ 換頭部右側並重複動作。

呼吸法 採坐姿 ⊖ 閉目養神、全身放鬆 ⊖ 腹式呼吸。

流程

STEP / 03 風池穴

工具／推筋棒

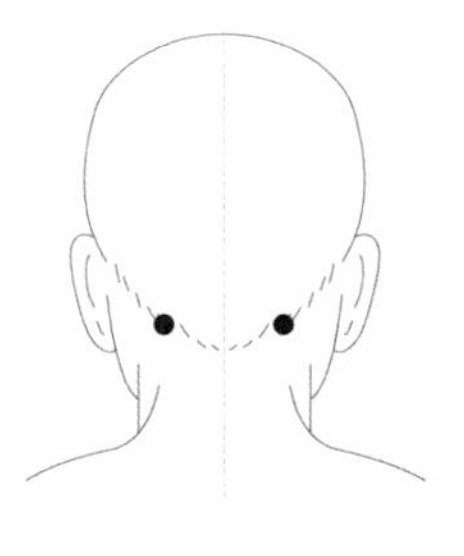

穴道位置 位於後腦杓髮際線的中央，向外兩橫指寬的凹陷處。

取穴技巧 用手指按在後腦杓髮際線的中央，向外兩橫指寬的凹陷處取穴。

按摩法

拿推筋棒圓角邊 ⊖ 由上往下推頸部左側穴位，並採呼吸法 ⊖ 20下 ⊖ 換頸部右側並重複動作。

呼吸法 採坐姿 ⊖ 閉目養神、全身放鬆 ⊖ 腹式呼吸。

流程

STEP / 04 上星穴

工具／2號筷鍼

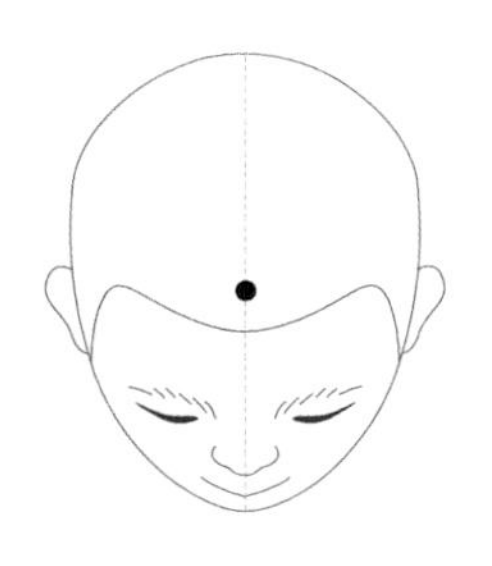

穴道位置　位於鼻樑正上方的髮際線向上一個拇指橫寬處。

取穴技巧　用手指按在鼻樑正上方的髮際線向上一個拇指橫寬處取穴。

按摩法

拿2號筷鍼→按、壓穴位（力道適中），並採呼吸法→用手掌心輕揉穴位。

呼吸法

採坐姿→閉目養神、全身放鬆→腹式呼吸（一吸一呼算1次）→重複動作10次。

STEP / 05 合谷穴

工具／2號筷鍼

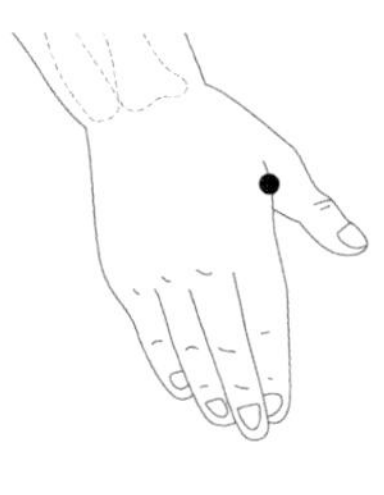

穴道位置　位於手背，拇指與食指之間虎口的凹陷處。

取穴技巧　拇指與食指呈V字型，用另一手的拇指關節橫紋按在虎口上，在拇指指尖觸碰到的位置取穴。

按摩法

拿2號筷鍼→按、壓、揉左手穴位，並採呼吸法→每次5秒後，停一下→20次→換右手並重複動作。

呼吸法

採坐姿，掌心向下→腹式呼吸。

STEP / 06 曲池穴

工具／1 號筷鍼

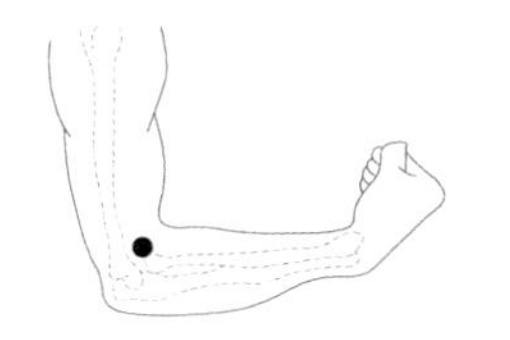

穴道位置 位於手肘橫紋外側的盡頭處。

取穴技巧 手臂彎曲，用手指按在手肘橫紋外側的盡頭處取穴。

按摩法

拿 1 號筷鍼 → 按、壓左手穴位，並採呼吸法（筷鍼不離穴位）→ 換右手並重複動作。

呼吸法

吸氣時，雙手舉高至耳邊；呼氣時，雙手放下，肩膀放鬆（一吸一呼算 1 次）→ 重複動作 10 次。

14

-病症 Disease-

貧血

Anemia

貧血的類型有很多種，其中最常見的是缺鐵性貧血，也是許多女性最常遇到的症狀。缺鐵性貧血會讓人感覺體力變差，需要補眠，但睡十幾小時後仍感到疲憊，而臉色也會顯得蒼白或蠟黃，還可能會有心悸或頭暈的狀況發生，進而影響記憶力和學習能力。

造成缺鐵性貧血的原因，可能是失血過多、鐵質攝取不足或嚴重疾病所引起，比如月經出血量過多、子宮疾病等，需要經過檢測確定引起的因素，才能有效改善貧血的症狀。如果確定不是疾病引起的貧血，平時可以透過調整飲食，適量攝取含鐵質的食物，並配合適度運動和穴道按摩，促進血液循環，預防貧血症狀。

◆穴道按摩流程及動態影片 QR code

貧血
穴道按摩流程
中脘穴
合谷穴
足三里穴
血海穴
三陰交穴
膈俞穴

ARTICLE 01

造成原因

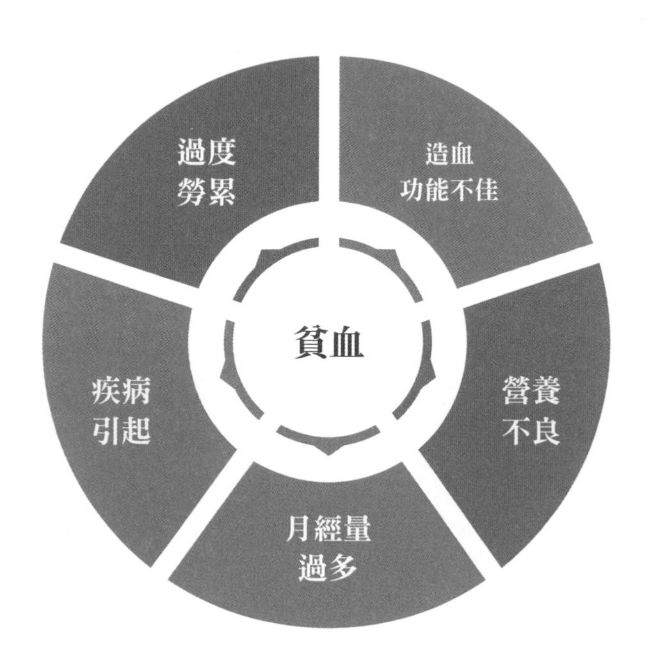

ARTICLE 02

預防方法

補充鐵質和蛋白質

因缺乏鐵質而引起貧血，須調整飲食習慣，多選擇清蒸、煮、炒等方式烹飪的食物，且多食用富含鐵質的食物，如紅色肉類、乾果類、深色蔬菜等，以補充鐵質，預防貧血。

進餐時避免喝茶或咖啡

茶與咖啡的單寧酸成分會與鐵質結合，影響鐵質的攝取量，因此在進餐時，建議以果汁或開水取代茶或咖啡。

適度運動

適度的運動可以提升新陳代謝，促進血液循環，為避免劇烈運動造成身體不適，可以從事散步、體操、瑜珈等較緩和的運動。

ARTICLE 03

改善症狀的穴道

STEP／01 中脘穴

工具／1號筷鍼

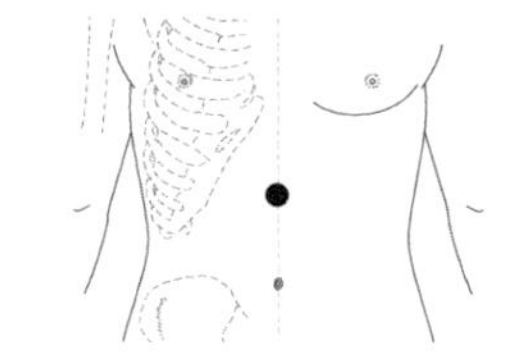

穴道位置　位於肚臍向上五橫指寬處。

取穴技巧　用手指按在肚臍向上五橫指寬處取穴。

按摩法

拿1號筷鍼⊖按、壓穴位，並採呼吸法。

呼吸法

採站姿⊖吸氣時，肚子脹起；呼氣時，肚子收縮，肩膀放鬆（一吸一呼算1次）⊖重複動作10次。

STEP／02 合谷穴

工具／2號筷鍼

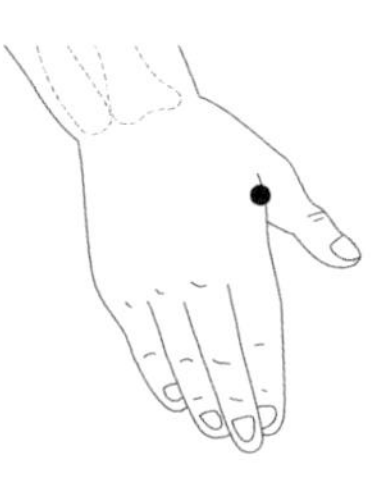

穴道位置　位於手背，拇指與食指之間虎口的凹陷處。

取穴技巧　拇指與食指呈V字型，用另一手的拇指關節橫紋按在虎口上，在拇指指尖觸碰到的位置取穴。

按摩法

拿2號筷鍼⊖按、壓、揉左手穴位，並採呼吸法⊖每次5秒後，停一下⊖20次⊖換右手並重複動作。

呼吸法

採坐姿，掌心向下⊖腹式呼吸。

STEP／03 足三里穴　　工具／1號筷鍼

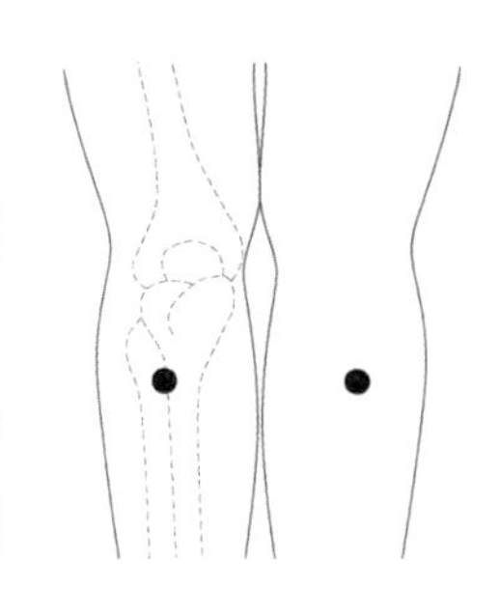

穴道位置　位於小腿外側，犢鼻穴下方的骨頭向下四橫指寬，再向外一個拇指橫寬處。

取穴技巧　膝蓋彎曲成直角，用手指按在犢鼻穴下方的骨頭向下四橫指寬，再向外一個拇指橫寬處取穴。

按摩法

拿1號筷鍼 ⊖ 按、壓兩腿穴位，並採呼吸法。

呼吸法

採坐姿，屈膝成直角 ⊖ 腹式呼吸（一吸一呼算1次）⊖ 重複動作10次。

流程

STEP／04 血海穴　　工具／拇指指腹

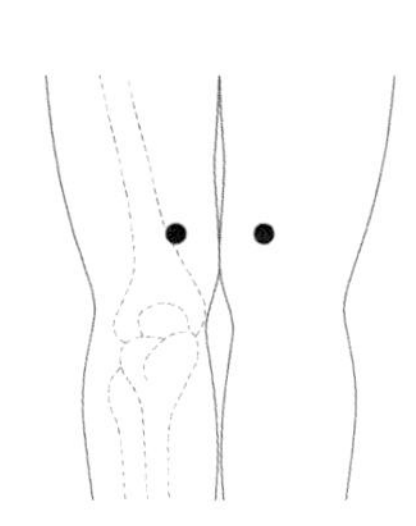

穴道位置　位於膝蓋骨內側向上三橫指寬處。

取穴技巧　膝蓋彎曲成直角，將掌心包住膝蓋骨，在拇指指尖碰觸到的位置取穴。

按摩法

用右手拇指指腹 ⊖ 按、壓、揉左腿穴位（力道適中），並採呼吸法 ⊖ 換右腿並重複動作。

呼吸法

採坐姿，屈腿放在等高的椅子上 ⊖ 腹式呼吸（一吸一呼算 1 次）⊖ 重複動作 20 次。

STEP ／ 05 三陰交穴

工具／2 號筷鋮

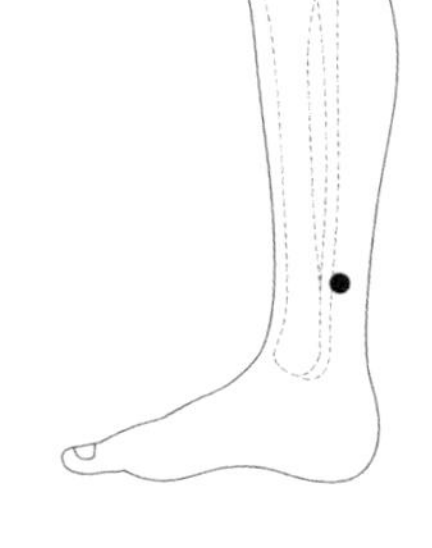

穴道位置 位於內腳踝凸出處的上方，向上四橫指寬的骨頭內側凹陷處。

取穴技巧 用手指按在內腳踝凸出處的上方，向上四橫指寬的骨頭內側凹陷處取穴。

按摩法

拿 2 號筷鋮 ⊖ 按、壓左腿穴位，並採呼吸法 ⊖ 換右腳並重複動作。

呼吸法

採坐姿，屈腿放在等高的椅子上 ⊖ 腹式呼吸（一吸一呼算 1 次）⊖ 重複動作 10 次。

STEP ／ 06 膈俞穴

工具／1 號筷鋮

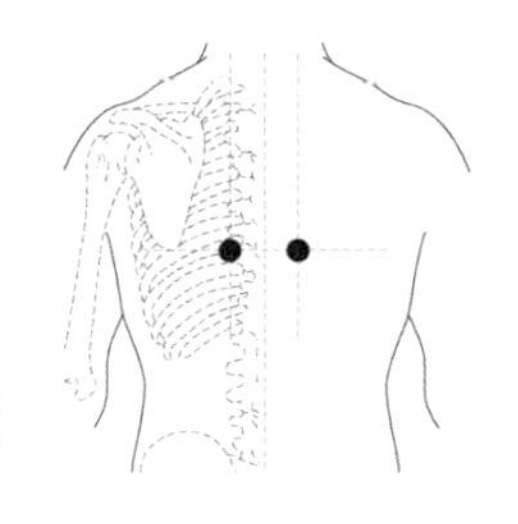

穴道位置 位於肩胛骨下角水平線與脊椎相交點向外兩橫指寬處。

取穴技巧 用手指按在肩胛骨下角水平線與脊椎相交點向外兩橫指寬處取穴。

ⓘ 按摩法

拿 1 號筷鋮 ⊝ 按、壓背部兩側穴位，並採呼吸法。

呼吸法

吸氣時，雙手向上舉；呼氣時，雙手放下，肩膀放鬆（一吸一呼算 1 次）⊝ 重複動作 10 次。

15

- 病症 Disease -

中風

Stroke

嘴角歪一邊、手腳麻痺無力、口齒不清等中風症狀，往往會讓人想到中、老年人，然而現代人因生活習慣改變，時常久坐少動、壓力過大、睡眠不足，飲食也偏高油、高糖和高熱量，導致發生中風的族群逐漸年輕化。

現代人中風多數是因腦部或頸部血管阻塞，而引發的缺血性中風，因能夠在 24 小時內恢復正常，所以又被稱為「小中風」，雖然是暫時性中風，平時仍要注意保健，可以透過調整飲食和生活作息，並適度運動，再加上穴道按摩，就能有效預防中風。

◆ 穴道按摩流程及動態影片 QR code

中風
穴道按摩流程

厲兌穴

中衝穴

膈俞穴

肩部阿是穴

胸部阿是穴

湧泉穴

ARTICLE 01

造成原因

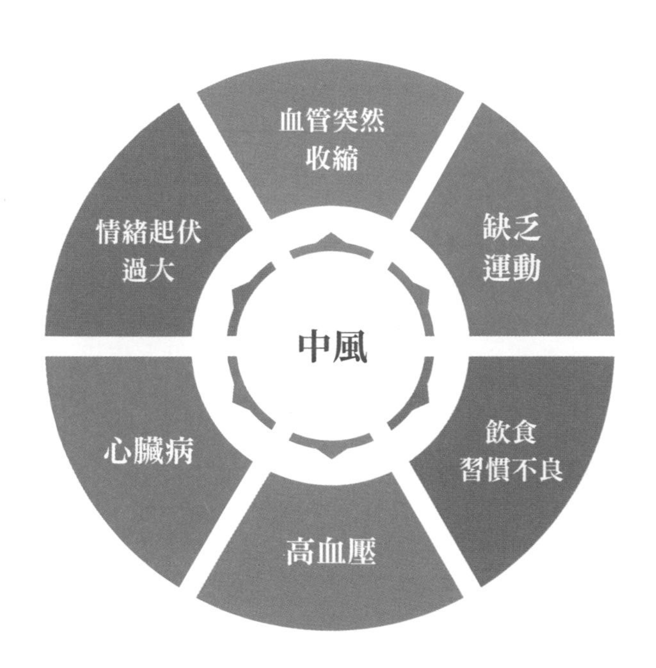

ARTICLE 02
預防方法

養成良好的飲食習慣

飲食原則為低油、低鹽、低糖、高纖維，能預防肥胖、高血壓、高血糖和高血脂，且保護心血管，控制血糖和血壓，讓身體機能維持穩定。

生活作息規律並注意保暖

每日定時就寢和起床，讓身體有穩定且充足的休息時間，避免睡眠不足、過度勞累、焦躁不安等因素引起中風。起床須多穿衣物，並喝溫開水，保持身體溫度，避免血管遇冷收縮，造成血壓突然升高。

ARTICLE 03
改善症狀的穴道

STEP／01 厲兌穴　　工具／1號筷鋮

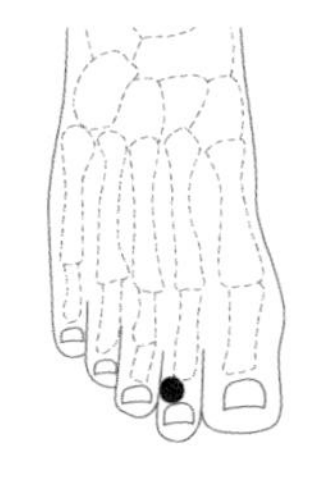

穴道位置　位於腳部第二趾的趾甲外側邊緣下方處。

取穴技巧　用手指按在腳部第二趾的趾甲外側邊緣下方處取穴。

按摩法

拿1號筷鋮→按、壓左腳穴位，並採呼吸法→換右腳並重複動作。

呼吸法

採坐姿，腿伸直放在等高的椅子上→閉目養神、全身放鬆→腹式呼吸（一吸一呼算1次）→重複動作10次。

STEP／02　中衝穴

工具／1 號筷鍼

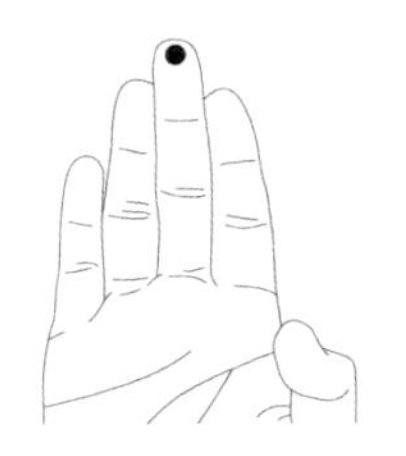

穴道位置　位於中指指尖的中央處。

取穴技巧　用手指按在中指指尖的中央處取穴。

按摩法

拿 1 號筷鍼 → 按、壓左手穴位，並採呼吸法 → 90 秒 → 換右手並重複動作。

呼吸法

採坐姿，掌心向下，手放在桌面上 → 閉目養神、全身放鬆 → 腹式呼吸。

STEP／03　膈俞穴

工具／1 號筷鍼

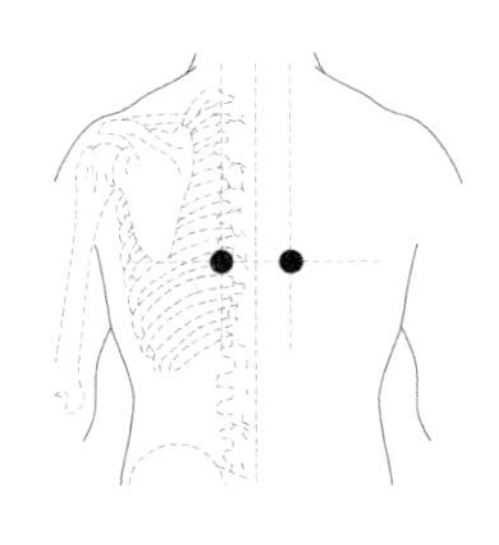

穴道位置　位於肩胛骨下角水平線與脊椎相交點向外兩橫指寬處。

取穴技巧　用手指按在肩胛骨下角水平線與脊椎相交點向外兩橫指寬處取穴。

按摩法

拿 1 號筷鍼 → 按、壓背部兩側穴位，並採呼吸法。

呼吸法

吸氣時，雙手向上舉；呼氣時，雙手放下，肩膀放鬆（一吸一呼算 1 次）→ 重複動作 10 次。

STEP／04 風池穴

工具／推筋棒

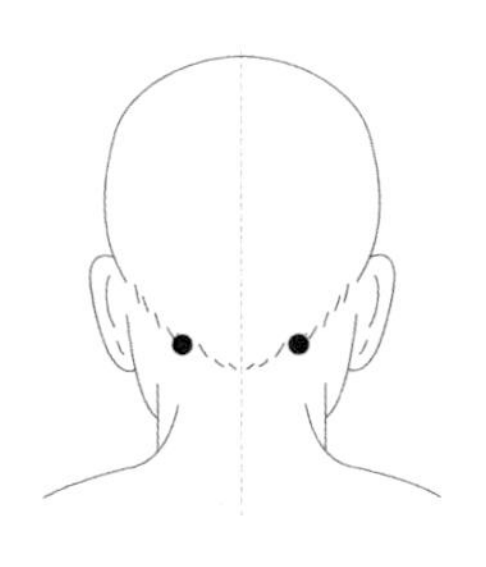

穴道位置　位於後腦杓髮際線的中央，向外兩橫指寬的凹陷處。

取穴技巧　用手指按在後腦杓髮際線的中央，向外兩橫指寬的凹陷處取穴。

按摩法

拿推筋棒圓角邊→由上往下推頸部左側穴位，並採呼吸法→20 下→換頸部右側並重複動作。

呼吸法

採坐姿→閉目養神、全身放鬆→腹式呼吸。

STEP／05 神門穴

工具／拇指指腹

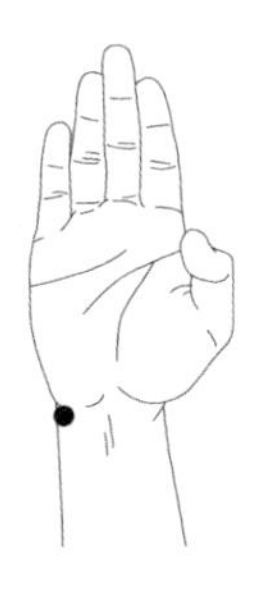

穴道位置　位於前手臂內側，手腕橫紋靠近小拇指一側的凹陷處。

取穴技巧　掌心向上，彎曲手腕，用拇指按在手腕橫紋靠近小拇指一側的凹陷處取穴。

按摩法

用右手拇指指腹→按、壓左手穴位，並採呼吸法→2 分鐘→換右手並重複動作。

呼吸法

採坐姿，掌心向上→閉目養神、全身放鬆→腹式呼吸。

STEP／06 勞宮穴

工具／2 號筷鍼

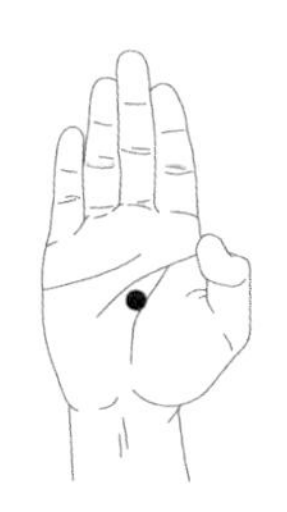

穴道位置 位於掌心，中指與無名指掌骨之間的凹陷處。

取穴技巧 掌心向上，屈指輕握拳，用手指按在中指與無名指指尖之間的凹陷處取穴。

按摩法

拿 2 號筷鍼 → 按、壓左手穴位（力道適中），並採呼吸法 → 2 分鐘 → 換右手並重複動作。

呼吸法

採坐姿，掌心向上，屈指輕握拳 → 閉目養神、全身放鬆 → 腹式呼吸。

STEP／07 大陵穴

工具／2 號筷鍼

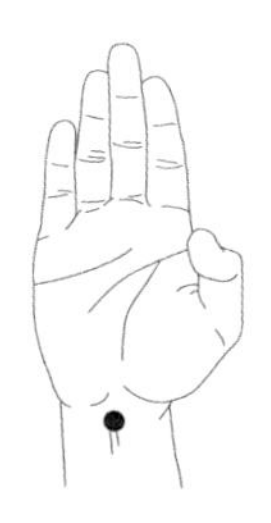

穴道位置 位於前手臂內側，手腕橫紋的中點處。

取穴技巧 掌心向上，彎曲手腕，用手指按在手腕橫紋的中點處取穴。

按摩法

拿 2 號筷鍼 → 按、壓左手穴位，並採呼吸法 → 2 分鐘 → 換右手並重複動作。

呼吸法

採坐姿，掌心向上 → 閉目養神、全身放鬆 → 腹式呼吸。

STEP / 08 **極泉穴** 工具 / 中指指腹

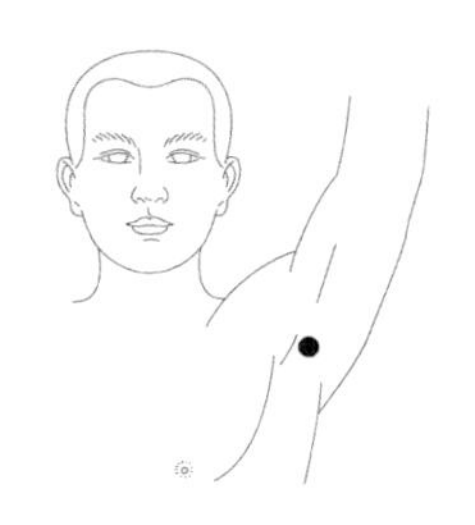

穴道位置 位於腋窩正中央的凹陷處。

取穴技巧 手臂向上舉，用手指按在腋窩正中央的凹陷處取穴。

ⓘ 按摩法

用右手中指指腹 ⊝ 按、壓、揉左手穴位，並採呼吸法 ⊝ 每次 2 秒後，停一下 ⊝ 20 次 ⊝ 換右手並重複動作。

呼吸法

手臂向上舉 ⊝ 腹式呼吸。

STEP / 09 **足三里穴** 工具 / 1 號筷鋮

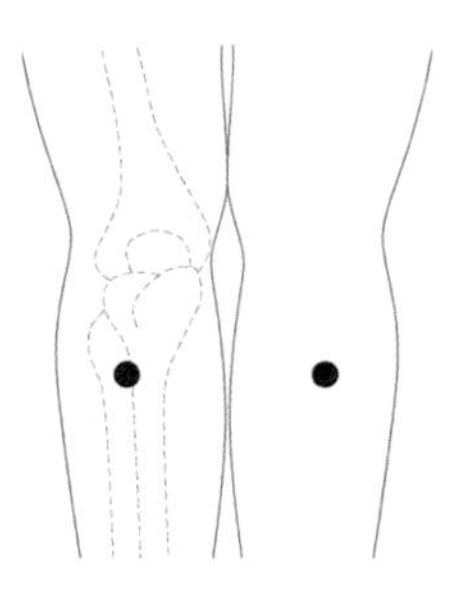

穴道位置 位於小腿外側，犢鼻穴下方的骨頭向下四橫指寬，再向外一個拇指橫寬處。

取穴技巧 膝蓋彎曲成直角，用手指按在犢鼻穴下方的骨頭向下四橫指寬，再向外一個拇指橫寬處取穴。

ⓘ 按摩法

拿 1 號筷鋮 ⊝ 按、壓兩腿穴位，並採呼吸法。

呼吸法

採坐姿，屈膝成直角 ⊝ 腹式呼吸（一吸一呼算 1 次）⊝ 重複動作 10 次。

STEP／10 三陰交穴

工具／2 號筷鍼

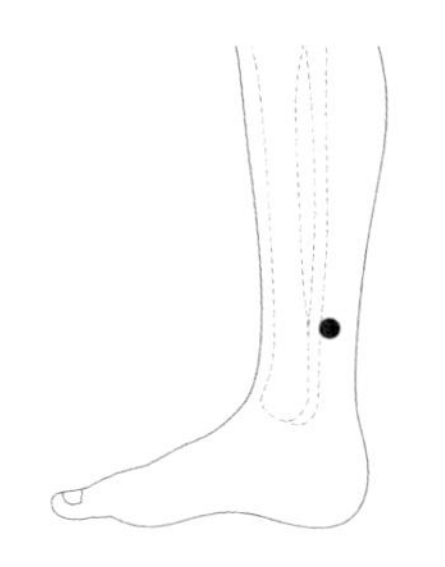

穴道位置 位於內腳踝凸出處的上方，向上四橫指寬的骨頭內側凹陷處。

取穴技巧 用手指按在內腳踝凸出處的上方，向上四橫指寬的骨頭內側凹陷處取穴。

按摩法

拿 2 號筷鍼 ⊖ 按、壓左腿穴位，並採呼吸法 ⊖ 換右腳並重複動作。

呼吸法

採坐姿，屈腿放在等高的椅子上 ⊖ 腹式呼吸（一吸一呼算 1 次）⊖ 重複動作 10 次。

STEP／11 湧泉穴

工具／1 號筷鍼

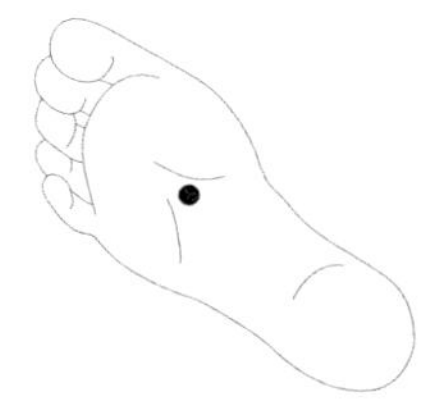

穴道位置 位於腳底的凹陷處。

取穴技巧 用手指按在腳底的凹陷處取穴。

按摩法

拿 1 號筷鍼 ⊖ 按、壓左腳穴位，並採呼吸法 ⊖ 換右腳並重複動作。

呼吸法

採坐姿，腿伸直放在等高的椅子上 ⊖ 腹式呼吸（一吸一呼算 1 次）⊖ 重複動作 10 次。

STEP／12 胸部阿是穴

工具／中指指腹

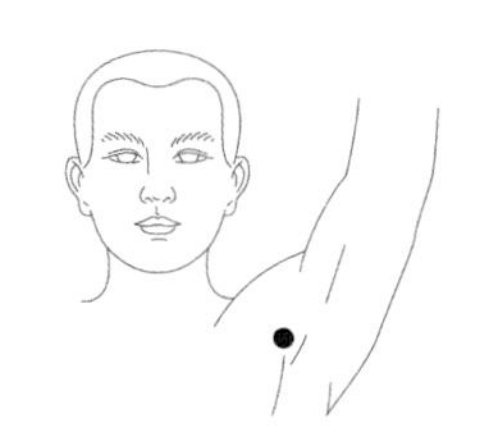

穴道位置　位於腋下旁的筋上位置。

取穴技巧　手臂向上舉，用手指按在腋下旁的筋上取穴。

按摩法

用右手中指指腹⊝按、壓、揉左手穴位，並採呼吸法⊝每次2秒後，停一下⊝20次⊝用手掌心輕揉穴位⊝換右手並重複動作。

呼吸法

手臂向上舉⊝腹式呼吸。

STEP／13 肩部阿是穴

工具／2號筷鍼

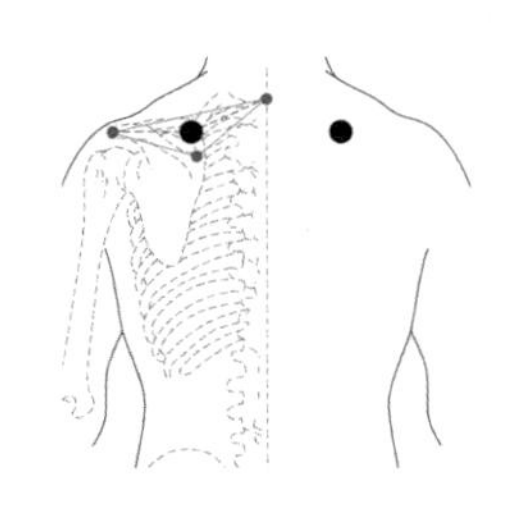

穴道位置　位於背部，將大椎穴、鎖骨尾端凸起處與肩胛骨凸起處三點連線後，三角形的中心點。

取穴技巧　用手指按在大椎穴、鎖骨尾端凸起處與肩胛骨凸起處三點連線的中心點取穴。

按摩法

拿2號筷鍼⊝按、壓、揉左肩穴位，並採呼吸法⊝換右肩並重複動作。

呼吸法

採站姿⊝左手向外平舉，並繞10圈後，雙肩動一動⊝3次⊝配合按摩法換右手並重複動作。

PART 3

工作病、壓力及情緒不佳改善篇

01

- 症狀 Symptom -

眼睛疲勞

Eye fatigue

每天常盯著眼前的電腦螢幕、手機、書籍或文件等，長時間沒有讓眼睛休息，就容易造成眼睛疲勞，使眼睛出現乾澀、痠脹、冒出血絲等症狀，甚至影響視力，使視線無法對焦、變得模糊，或是引起眉頭痠痛、頭痛、眼睛灼熱等狀況。

造成眼睛疲勞的主要原因是用眼過度，因為長時間看近物，再加上姿勢不正確、環境光線不足、眼鏡度數不足等情況，就會造成眼部肌肉持續緊繃，淚液分泌變少，導致眼睛疲勞。當出現眼睛疲勞的症狀時，除了閉眼休息、眺望遠方之外，還可以透過按摩穴道、閉眼熱敷，放鬆眼部肌肉，促進眼部血液循環，改善眼睛疲勞帶來的不適。

◆穴道按摩流程及動態影片 QR code

眼睛疲勞
穴道按摩流程

太陽穴

攢ㄗㄢˇ竹穴

魚腰穴

ARTICLE 01

造成原因

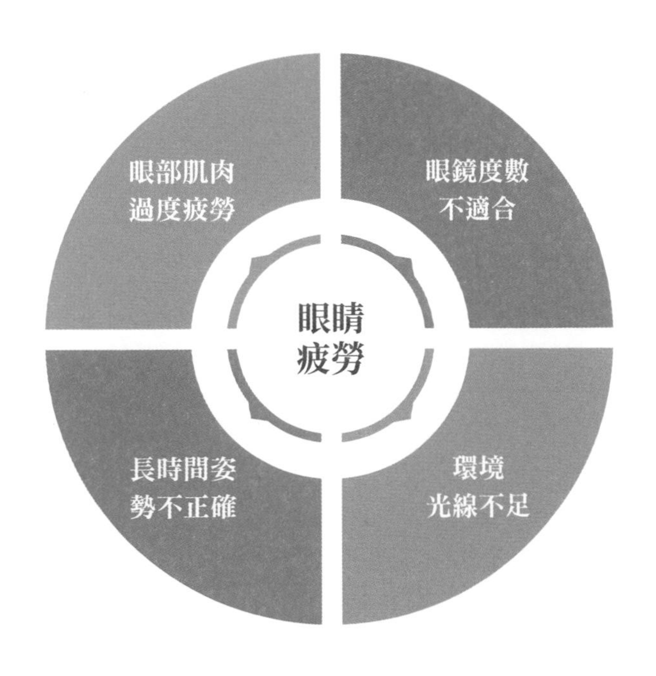

ARTICLE 02

預防方法

適時放鬆眼睛

每隔 1 小時左右，就需要休息 5 ～ 10 分鐘，可以進行遠眺和眼球運動，避免眼睛使用過度，而感到不適。

舒緩肩頸壓力

肩頸肌肉緊繃會影響血液循環，不只容易造成肩頸痠痛，也會影響眼睛狀況，因此適時休息，並進行伸展運動，以放鬆緊繃的肩頸肌肉。

生活作息規律

每日定時就寢和起床，讓身體有穩定且充足的休息時間，也能放鬆身心，避免過度勞累和緊張。

飲食均衡補充營養

均衡攝取六大食物補充所需的營養，尤其是對眼睛有幫助的食物，像是豆製品、魚、牛奶、堅果、深色蔬菜和新鮮水果等，以提升眼睛的自我修復能力。

適當按摩穴道

正確且適當的按摩穴道，有助於預防眼睛疲勞，或是改善眼睛疲勞的症狀。

ARTICLE 03 改善症狀的穴道

STEP / 01 太陽穴

工具 / 3 號筷鍼、推筋棒

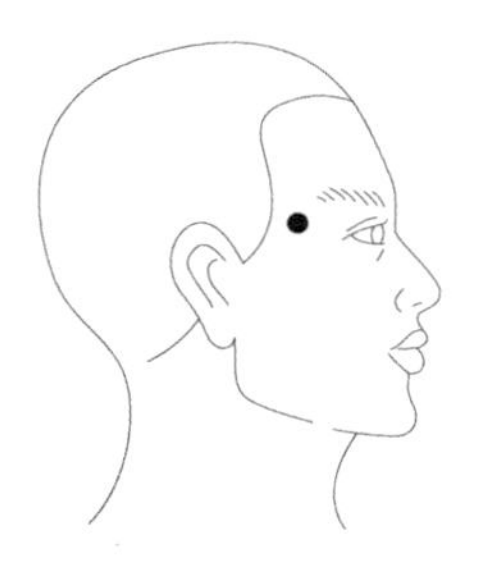

穴道位置 位於眼睛尾端向後的凹陷處。

取穴技巧 用拇指按在眼睛尾端向後的凹陷處取穴。

按摩法

拿 3 號筷鍼 ⊖ 按、壓、揉頭部左側穴位，並採呼吸法 ⊖ 每次 5 秒後，停一下 ⊖ 重複動作 10 次 ⊖ 拿推筋棒圓角邊 ⊖ 由上往下推頭部左側穴位 ⊖ 20 下 ⊖ 換頭部右側並重複動作。

呼吸法

採坐姿 ⊖ 閉目養神、全身放鬆 ⊖ 腹式呼吸。

STEP／02 攢ㄗㄢˇ竹穴

工具／1 號筷鍼、推筋棒

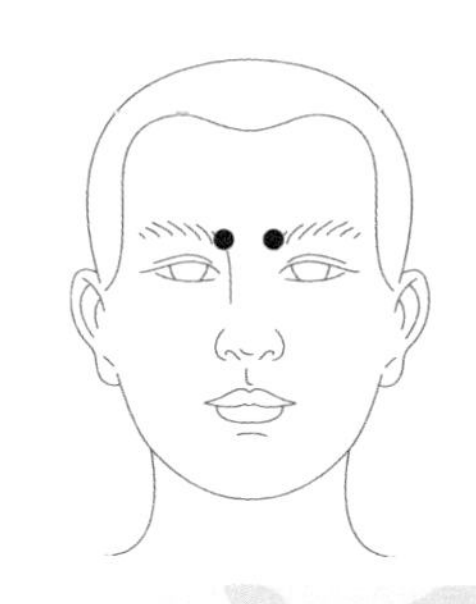

穴道位置 位於眉毛內側邊緣的凹陷處。

取穴技巧 用手指按在眉毛內側邊緣的凹陷處取穴。

按摩法

拿 1 號筷鍼 → 按、壓眉毛兩側穴位，並採呼吸法 → 拿推筋棒圓角邊 → 從穴位沿著眉毛推至眉毛尾端 → 左側 20 下 → 右側 20 下。

呼吸法

採坐姿 → 腹式呼吸（一吸一呼算 1 次）→ 重複動作 10 次。

STEP／03 魚腰穴

工具／1 號筷鍼

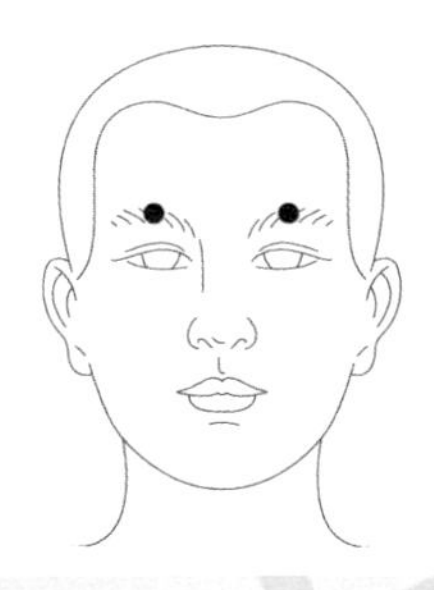

穴道位置 位於眉毛正中央的位置。

取穴技巧 用手指按在眉毛正中央的位置取穴。

按摩法

拿 1 號筷鍼 → 按、壓眉毛兩側穴位，並採呼吸法。

呼吸法

採坐姿 → 腹式呼吸（一吸一呼算 1 次）→ 重複動作 10 次。

02

- 症狀 Symptom -

眼壓過高

Hypertonic oculi

眼睛是靈魂之窗，然而因現代人工作或生活習慣的影響，如熬夜、情緒起伏過大、近距離閱讀、長時間滑手機或用電腦等，並缺乏適度休息，以致眼部肌肉長時間緊繃，造成眼壓過高，有的人因此出現眼睛不適、酸澀、眼球腫痛、視線模糊、偏頭痛等症狀，但也有的人不會出現以上症狀，卻直到視力受損，或是引發急性青光眼時，才發現眼壓過高的嚴重性。

當眼壓過高造成眼睛不適時，除了閉眼休息之外，平時正常作息少熬夜、充分睡眠、穩定情緒，以及適度運動和穴道按摩，都能有效放鬆緊繃的眼部肌肉，舒緩眼壓，有效預防眼睛疾病的發生。

◆ 穴道按摩流程及動態影片 QR code

眼壓過高
穴道按摩流程

攢竹穴

魚腰穴

承泣穴

太衝穴

厲兌穴

ARTICLE 01

造成原因

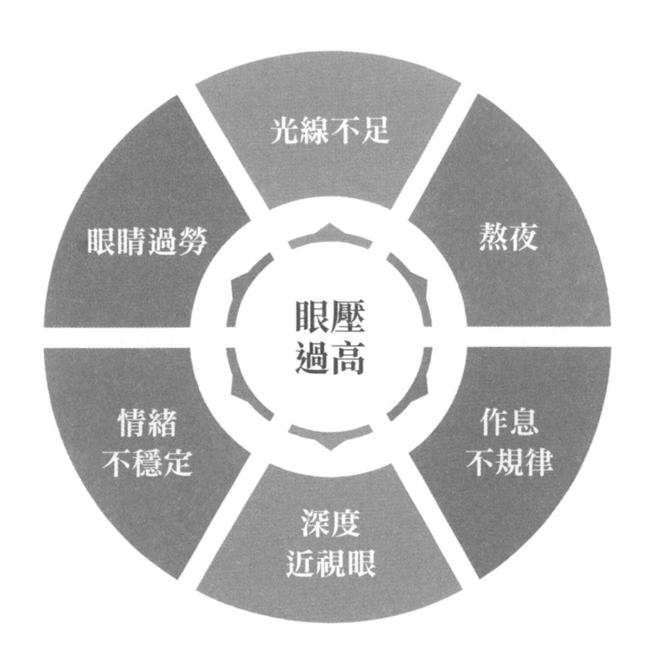

ARTICLE 02

預防方法

每 15 分鐘閉眼休息

平時使用 3C 產品或閱讀書報時，每隔 15 分鐘，需閉眼休息 1 分鐘左右，並可將手掌搓熱後輕放在眼睛上，幫助放鬆長時間緊繃的眼部肌肉，紓解眼睛不適。

生活作息規律

每日定時就寢和起床，讓身體有穩定且充足的休息時間，也能放鬆身心，避免因為睡眠不足、過度勞累、情緒不穩定等因素引起眼壓過高的不適症狀。

定期檢查眼睛

建議每年定期檢查眼壓，以確保眼睛健康，並因應視力變化，適時調整眼鏡度數，或是改善生活作息，以降低罹患青光眼的風險。

養成運動的習慣

適度的運動可以減緩肌肉緊繃的狀態，但需要閉氣用力的運動會影響眼壓，如倒立、舉重等，因此建議從事健走、慢跑、騎腳踏車等緩和的運動項目。

適當按摩穴道

正確且適當的按摩穴道，有助於降低眼壓，或是紓解眼睛不適。

ARTICLE 03 改善症狀的穴道

STEP／01 攢竹穴　　工具／1號筷鍼、推筋棒

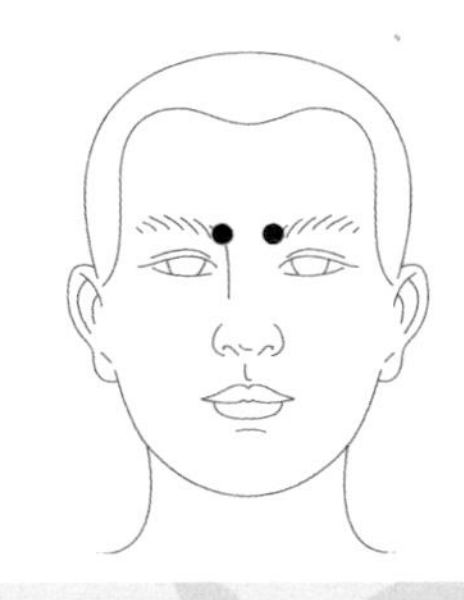

穴道位置 位於眉毛內側邊緣的凹陷處。

取穴技巧 用手指按在眉毛內側邊緣的凹陷處取穴。

按摩法

拿1號筷鍼→按、壓眉毛兩側穴位，並採呼吸法→拿推筋棒圓角邊→從穴位沿著眉毛推至眉毛尾端→左側20下→右側20下。

呼吸法

採坐姿→腹式呼吸（一吸一呼算1次）→重複動作10次。

STEP / 02 魚腰穴　　工具 / 1 號筷鋮

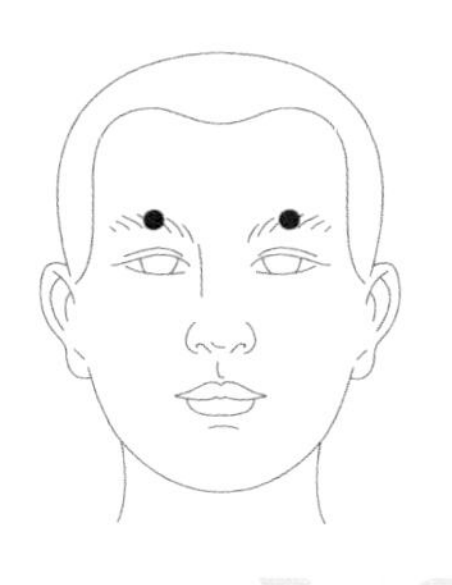

穴道位置　位於眉毛正中央的位置。

取穴技巧　用手指按在眉毛正中央的位置取穴。

按摩法

拿 1 號筷鋮 ⊖ 按、壓眉毛兩側穴位，並採呼吸法。

呼吸法

採坐姿 ⊖ 腹式呼吸（一吸一呼算 1 次）⊖ 重複動作 10 次。

流程

STEP / 03 承泣穴　　工具 / 食指指腹

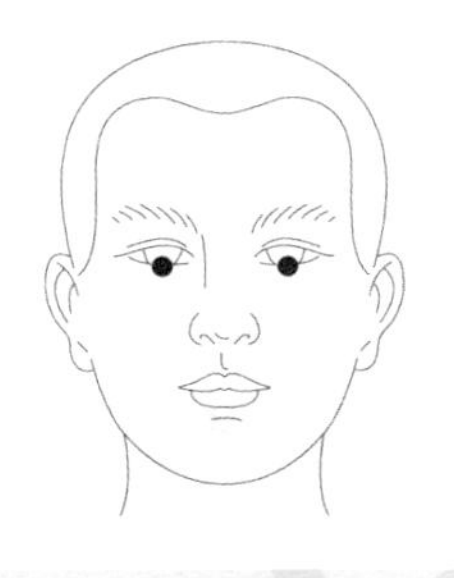

穴道位置　位於眼睛正中央的下方凹陷處。

取穴技巧　用手指按在眼睛正中央的下方凹陷處取穴。

按摩法

用雙手食指指腹 ⊖ 按、壓、揉雙眼穴位（不可用力揉），並採呼吸法 ⊖ 2 分鐘 ⊖ 搓熱手掌心後，輕按在雙眼上。

呼吸法

採坐姿 ⊖ 閉目養神、全身放鬆 ⊖ 腹式呼吸。

流程

Tip　筷鋮較硬，按、壓承泣穴或睛明穴時，容易造成瘀血；手指指腹柔軟且有溫度，按摩效果較好。

STEP／04 太衝穴

工具／2 號筷鍼

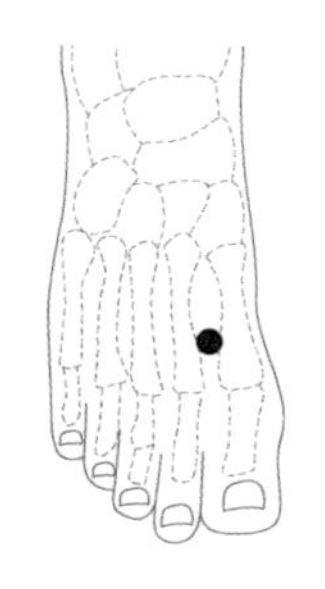

穴道位置 位於腳背拇趾與食趾之間向上一個拇指橫寬處。

取穴技巧 用手指按在腳拇趾與腳食趾之間向上一個拇指橫寬處取穴。

按摩法

拿 2 號筷鍼 ⊝ 按、壓左腳穴位，並採呼吸法 ⊝ 2 分鐘 ⊝ 用拇指指腹輕揉穴位 ⊝ 換右腳並重複動作。

呼吸法

採坐姿，腿伸直放在等高的椅子上 ⊝ 閉目養神、全身放鬆 ⊝ 腹式呼吸。

STEP／05 厲兌穴

工具／1 號筷鍼

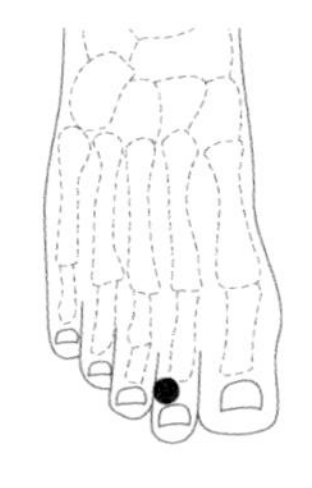

穴道位置 位於腳部第二趾的趾甲外側邊緣下方處。

取穴技巧 用手指按在腳部第二趾的趾甲外側邊緣下方處取穴。

按摩法

拿 1 號筷鍼 ⊝ 按、壓左腳穴位，並採呼吸法 ⊝ 換右腳並重複動作。

呼吸法

採坐姿，腿伸直放在等高的椅子上 ⊝ 閉目養神、全身放鬆 ⊝ 腹式呼吸（一吸一呼算 1 次）⊝ 重複動作 10 次。

03

- 症狀 Symptom -

五十肩

Frozen shoulder

五十肩多發生在五十歲左右的人身上，初期會肩膀痠痛，但會隨著時間逐漸加重疼痛感，甚至嚴重到不能觸碰，進而影響睡眠品質，且手臂抬時會感到劇痛，因此不能做梳頭、刷牙、穿脫衣服等動作，對生活造成嚴重的影響。

造成五十肩的原因有很多，最常見的原因是肩膀外傷，或是動作姿勢不正確，導致肩膀疼痛，卻沒有妥善治療，以致年紀大時，就容易引發五十肩，所以不論男女老少，平時都要注意肩膀的狀況，避免留下病根，另外要特別注意，即便肩膀感到疼痛，也要進行適度的運動，才不會使肩膀關節周圍的肌肉衰退，讓肩膀的狀態惡化。

◆ 穴道按摩流程及動態影片 QR code

五十肩
穴道按摩流程

肩井穴

天宗穴

心俞穴

曲池穴

肩部阿是穴

ARTICLE 01

造成原因

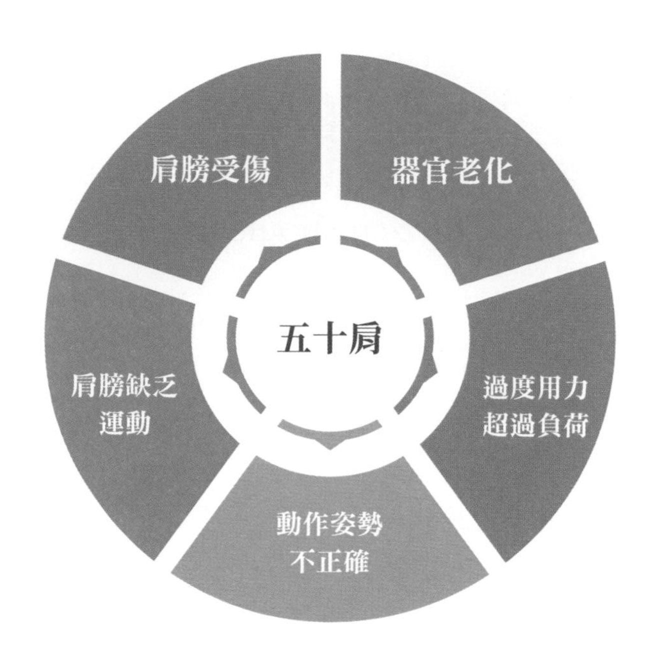

ARTICLE 02

預防方法

適時變換姿勢

每隔 1 小時左右，需改變長期不動的工作姿勢，如坐姿或站姿，可以進行擴胸和側舉的動作，舒緩緊繃的肩膀肌肉。

避免不當姿勢

平時注意動作和姿勢，如拿取東西、穿脫衣服、睡眠姿勢等，可以降低因姿勢或施力角度不正確造成傷害。

減少提取重物

提取超過雙手和肩膀負荷量的重物，容易造成肌肉拉傷，因此建議分量減重，以降低負荷量。

養成運動的習慣

適度的運動可以舒緩肌肉緊繃的狀態，因此建議每週至少 3 次，每次至少 30 分鐘，從事喜歡的運動項目，以降低五十肩發生的機率。

適當按摩穴道

正確且適當的按摩穴道，有助於降低五十肩的發生機率，或是改善五十肩的症狀。

ARTICLE 03 改善症狀的穴道

STEP / 01 肩井穴

工具／4 號筷鍼

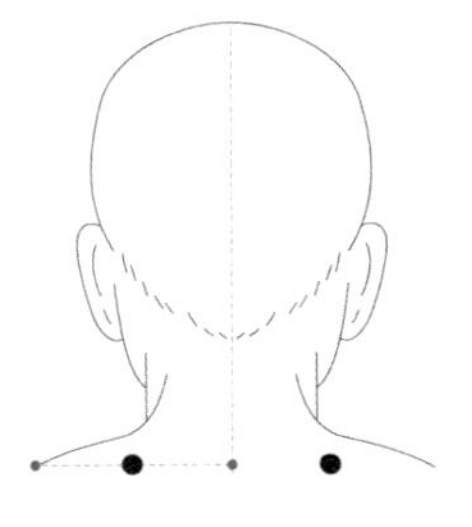

穴道位置 位於大椎穴與肩峰連線的中點處。

取穴技巧 沿著乳頭向上，用手指按在大椎穴與肩峰連線的中點處取穴。

按摩法

拿 4 號筷鍼 → 按、壓左肩穴位，並採呼吸法 → 換右肩並重複動作。

呼吸法

採坐姿 → 腹式呼吸 → 左手臂向外平舉 → 轉動 10 圈 → 配合按摩法換右手並重複動作 → 雙肩動一動。

流程

STEP／02 天宗穴

工具／2號筷鍼

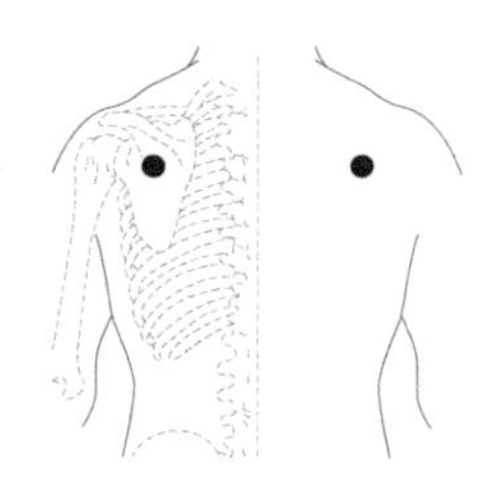

穴道位置　位於背部肩胛骨的中央凹陷處。

取穴技巧　用對側的手繞過肩胛骨隆起處，在中指指尖碰觸到的位置取穴。

按摩法

拿2號筷鍼 ⊖ 按、壓背部兩側穴位，並採呼吸法。

呼吸法

吸氣時，雙手舉起至耳邊，呈75度角；呼氣時，雙手放下，肩膀放鬆（一吸一呼算1次）⊖ 重複動作10次。

STEP／03 心俞穴

工具／1號筷鍼

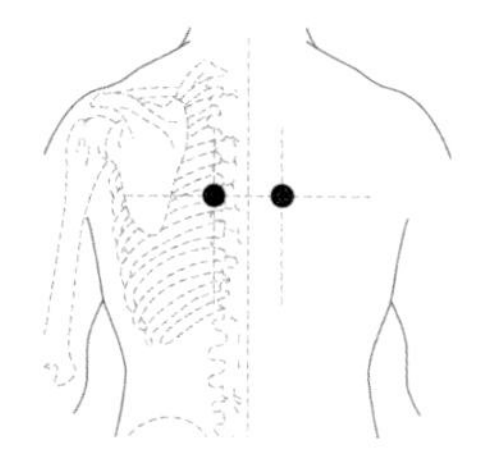

穴道位置　位於脊椎最高點凸出處向下五個椎體（第五胸椎棘突），再向外兩橫指寬處。

取穴技巧　用手指按在脊椎最高點凸出處向下五個椎體，再向外兩橫指寬處取穴。

按摩法

拿1號筷鍼 ⊖ 按、壓背部兩側穴位，並採呼吸法。

呼吸法

吸氣時，雙手向上舉；呼氣時，雙手放下，放鬆肩膀（一吸一呼算1次）⊖ 重複動作10次。

STEP / 04 曲池穴　　工具／1號筷鍼

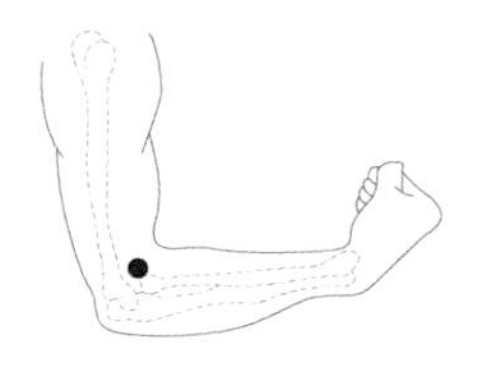

穴道位置　位於手肘橫紋外側的盡頭處。

取穴技巧　手臂彎曲，用手指按在手肘橫紋外側的盡頭處取穴。

按摩法

拿1號筷鍼 ⊝ 按、壓左手穴位，並採呼吸法（筷鍼不離穴位）⊝ 換右手並重複動作。

呼吸法

吸氣時，雙手舉高至耳邊；呼氣時，雙手放下，肩膀放鬆（一吸一呼算1次）⊝ 重複動作10次。

流程

STEP / 05 肩部阿是穴　　工具／2號筷鍼

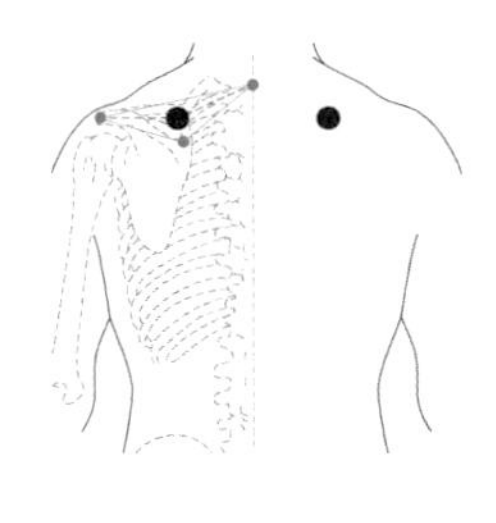

穴道位置　位於背部，將大椎穴、鎖骨尾端凸起處與肩胛骨凸起處三點連線後，三角形的中心點。

取穴技巧　用手指按在大椎穴、鎖骨尾端凸起處與肩胛骨凸起處三點連線的中心點取穴。

按摩法

拿2號筷鍼 ⊝ 按、壓、揉左肩穴位，並採呼吸法 ⊝ 換右肩並重複動作。

呼吸法

採站姿 ⊝ 左手向外平舉，並繞10圈後，雙肩動一動 ⊝ 3次 ⊝ 換右手並重複動作。

流程

04

- 症狀 Symptom -

肩膀痠痛

Shoulder pain

現代人經常需要保持同一姿勢，比如手握方向盤開車、坐在電腦前打字、低頭滑手機、寫字或閱讀書報等，如果沒有適時讓肩頸肌肉休息，再加上彎腰駝背、頸部過度彎曲、頭往前傾等不正確的姿勢，長時間後，就會因肩頸肌肉過度緊繃，使血液循環不良，肩膀變得僵硬，出現肩膀痠痛的症狀。

姿勢不良或過度使用肩膀是肩膀痠痛的主要原因，另外壓力過大和眼睛疲勞，也是造成的原因，因此平時要注意姿勢，並適時的放鬆休息，再加上適度運動和穴道按摩，就可以有效紓解緊繃的肩頸肌肉，預防且改善肩膀痠痛的症狀。

◆ 穴道按摩流程及動態影片 QR code

肩膀痠痛
穴道按摩流程

肩井穴

天宗穴

風池穴

曲池穴

大椎穴

肩部阿是穴

ARTICLE 01

造成原因

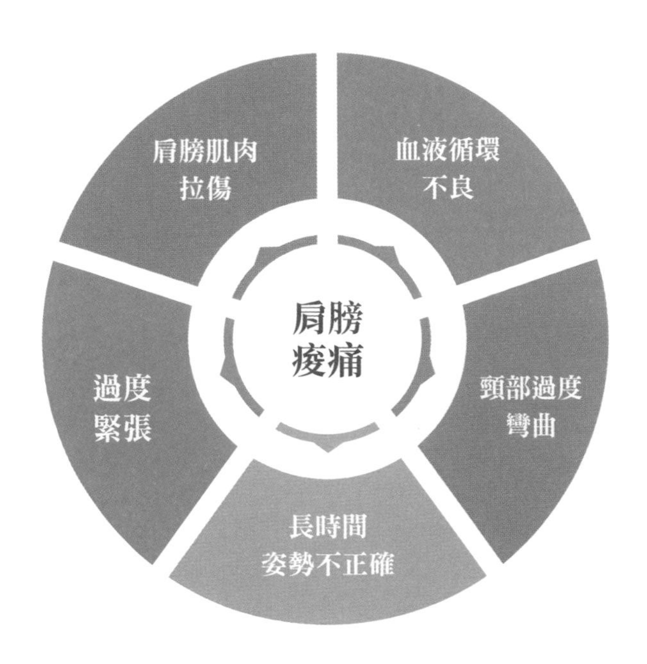

ARTICLE 02

預防方法

適度休息伸展

每隔 1 小時左右，需改變長時間不動的工作姿勢，如坐姿或站姿，可以進行簡單的伸展運動，舒緩肩頸、腰背緊繃的肌肉。

避免不良姿勢

避免頭部前傾、過度彎曲頸部、彎腰駝背、垂肩、聳肩、手臂懸空等不良姿勢，可以降低因頸部肌肉過度疲勞而引起肩膀痠痛。

生活作息規律

每日定時就寢和起床，讓身體有穩定且充足的休息時間，也能放鬆身心，避免睡眠不足、過度勞累、焦躁不安等狀況發生。

養成運動的習慣

適度的運動可以減緩焦慮和肌肉緊繃的狀態，因此建議每週至少 3 次，每次至少 30 分鐘，從事喜歡的運動項目，以保持身心健康。

適當按摩穴道

正確且適當的按摩穴道，有助於預防肩膀痠痛，或是舒緩疼痛症狀。

ARTICLE 03 改善症狀的穴道

STEP / 01 肩井穴

工具／4 號筷鍼

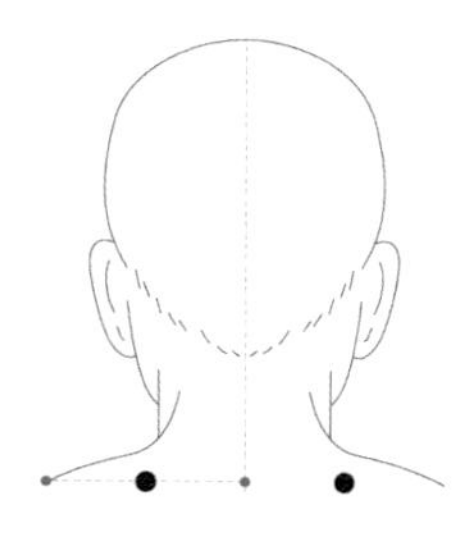

穴道位置　位於大椎穴與肩峰連線的中點處。

取穴技巧　沿著乳頭向上，用手指按在大椎穴與肩峰連線的中點處取穴。

按摩法

拿 4 號筷鍼 ⊖ 按、壓左肩穴位，並採呼吸法 ⊖ 換右肩並重複動作。

呼吸法

採坐姿 ⊖ 腹式呼吸 ⊖ 左手臂向外平舉 ⊖ 轉動 10 圈 ⊖ 配合按摩法換右手並重複動作 ⊖ 雙肩動一動。

STEP／02 天宗穴

工具／2號筷鍼

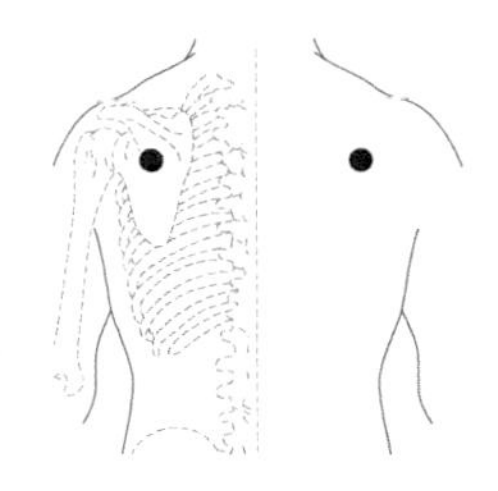

穴道位置 位於背部肩胛骨的中央凹陷處。

取穴技巧 用對側的手繞過肩胛骨隆起處，在中指指尖碰觸到的位置取穴。

按摩法

拿2號筷鍼→按、壓背部兩側穴位，並採呼吸法。

呼吸法

吸氣時，雙手舉起至耳邊，呈75度角；呼氣時，雙手放下，肩膀放鬆（一吸一呼算1次）→重複動作10次。

流程

STEP／03 風池穴

工具／推筋棒

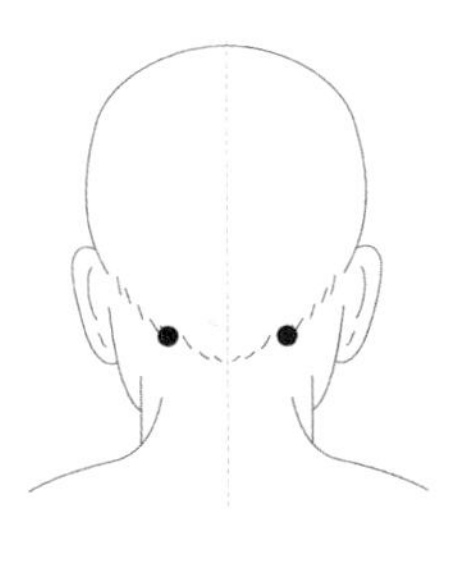

穴道位置 位於後腦杓髮際線的中央，向外兩橫指寬的凹陷處。

取穴技巧 用手指按在後腦杓髮際線的中央，向外兩橫指寬的凹陷處取穴。

按摩法

拿推筋棒圓角邊→由上往下推頸部左側穴位，並採呼吸法→20下→換頸部右側並重複動作。

呼吸法

採坐姿→閉目養神、全身放鬆→腹式呼吸。

流程

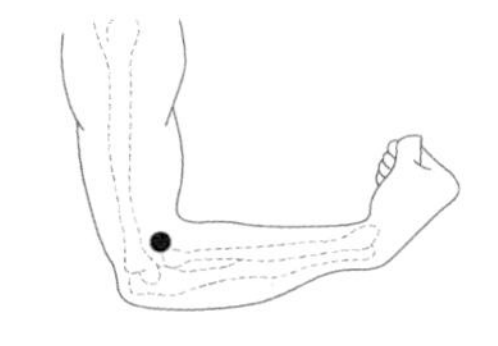

STEP／04 曲池穴 工具／1號筷鋮

穴道位置 位於手肘橫紋外側的盡頭處。

取穴技巧 手臂彎曲，用手指按在手肘橫紋外側的盡頭處取穴。

按摩法

拿1號筷鋮⊖按、壓左手穴位，並採呼吸法（筷鋮不離穴位）⊖換右手並重複動作。

呼吸法

吸氣時，雙手舉高至耳邊；呼氣時，雙手放下，肩膀放鬆（一吸一呼算1次）⊖重複動作10次。

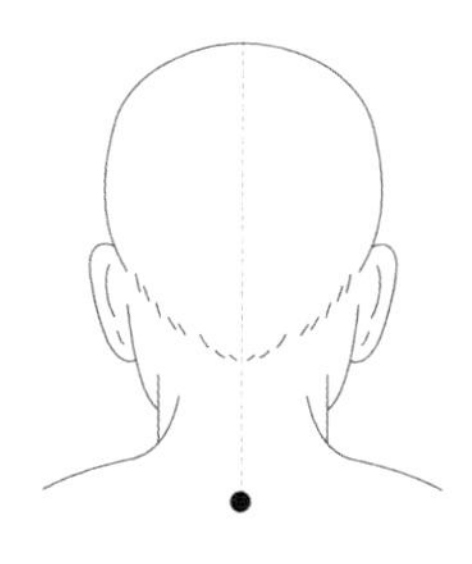

STEP／05 大椎穴 工具／1號筷鋮

穴道位置 位於脖子後方隆起處的下緣凹陷處。

取穴技巧 低頭後，用手指按在脖子後方隆起處的下緣凹陷處取穴。

按摩法

拿1號筷鋮⊖按、壓穴位，並採呼吸法。

呼吸法

吸氣時，雙手向上舉；呼氣時，雙手放下，放鬆肩膀（一吸一呼算1次）⊖重複動作10次。

STEP／06 肩部阿是穴

工具／2號筷鍼

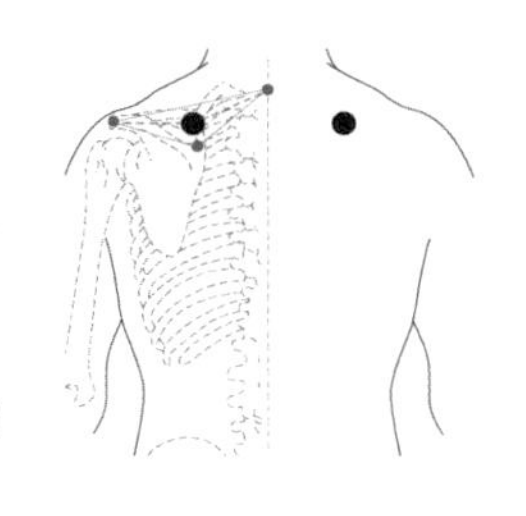

穴道位置　位於背部，將大椎穴、鎖骨尾端凸起處與肩胛骨凸起處三點連線後，三角形的中心點。

取穴技巧　用手指按在大椎穴、鎖骨尾端凸起處與肩胛骨凸起處三點連線的中心點取穴。

按摩法

拿2號筷鍼 ⊖ 按、壓、揉左肩穴位，並採呼吸法 ⊖ 換右肩並重複動作。

呼吸法

採站姿 ⊖ 左手向外平舉，並繞10圈後，雙肩動一動 ⊖ 3次 ⊖ 換右手並重複動作。

流程

05

- 症狀 Symptom -

脖子痠痛

Neck pain

長時間坐著工作、睡眠姿勢不正確，或是讓肩頸維持固定的姿勢，都會使頸部肌肉一直處於緊繃的狀態，影響血液循環，導致頸部肌肉僵硬，長久下來，當脖子轉向特定角度時，就會感到疼痛，使脖子的活動範圍受限，如果長期沒有根治，可能就會因此壓迫到頸部神經，引起手部麻痛或無力的狀況發生。

改善脖子痠痛的方法，除了調整姿勢之外，也要注意桌椅、枕頭、電腦螢幕等高度是否合適，還有在需要久坐工作時，記得適時休息，變換肩頸的姿勢，以放鬆緊繃的肌肉，再配合適度運動和穴道按摩，促進頸部血液循環，就可以有效預防脖子痠痛的症狀。

◆穴道按摩流程及動態影片 QR code

脖子痠痛
穴道按摩流程

中衝穴

風池穴

天柱穴

肩井穴

大椎穴

內關穴

ARTICLE 01

造成原因

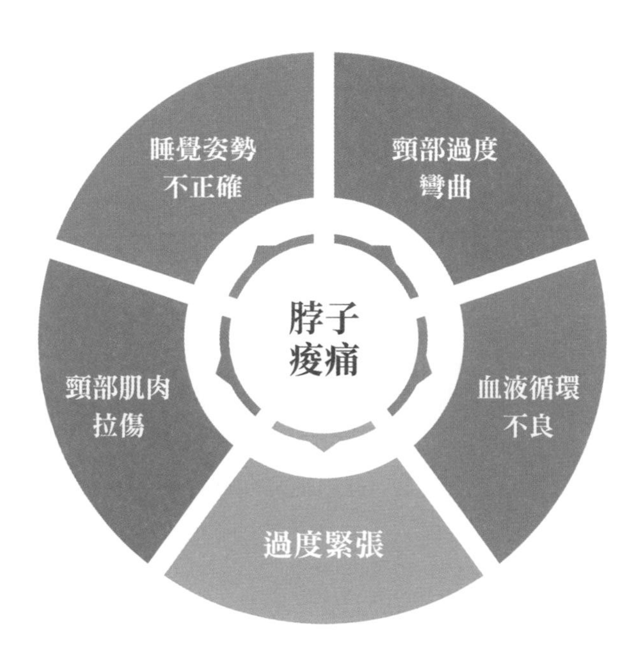

ARTICLE 02

預防方法

舒緩肩頸壓力

平時工作 1 小時後，需休息 5 ～ 10 分鐘，並進行簡單的肩頸部伸展運動，放鬆緊繃的肌肉，預防脖子痠痛。

選擇合適的枕頭

選擇枕頭的時候依個人睡眠習慣採仰躺或側躺的姿勢，將枕頭下緣貼近肩膀上緣，確認下巴和額頭平高，使頸椎保持平直，就能選出合適的枕頭。

注意脖子保暖

平時應避免電風扇和冷氣直接對著頭部，可以用領巾或圍巾等保護脖子，避免脖子受寒影響血液循環，造成肩頸肌肉僵硬。

養成運動的習慣

適度的運動可以減緩焦慮和肌肉緊繃的狀態，因此建議每週至少 3 次，每次至少 30 分鐘，從事喜歡的運動項目，以保持身心健康。

適當按摩穴道

正確且適當的按摩穴道，有助於降低脖子痠痛的發生機率，或是改善脖子痠痛的症狀。

ARTICLE 03 改善症狀的穴道

STEP／01 中衝穴

工具／1 號筷鍼

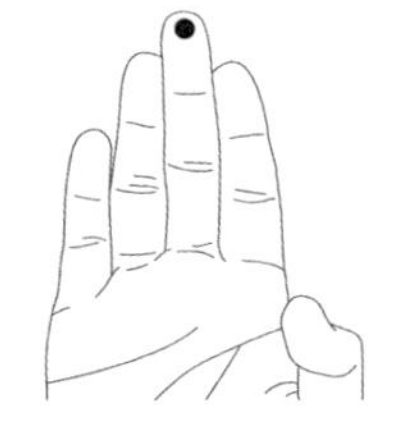

穴道位置　位於中指指尖的中央處。

取穴技巧　用手指按在中指指尖的中央處取穴。

按摩法

拿 1 號筷鍼→按、壓左手穴位，並採呼吸法→90 秒→換右手並重複動作。

呼吸法

採坐姿，掌心向下，手放在桌面上→閉目養神、全身放鬆→腹式呼吸。

STEP／02 風池穴

工具／推筋棒

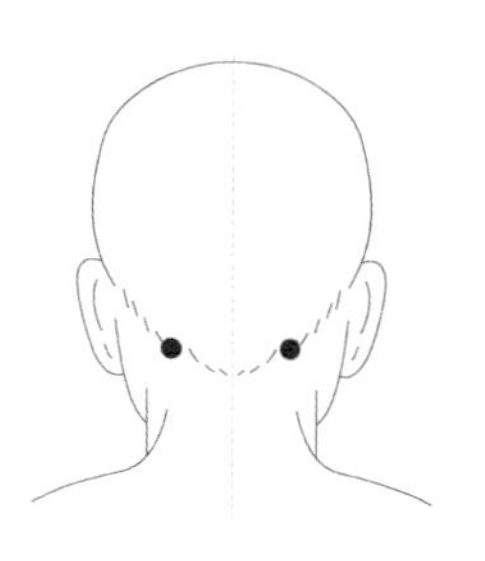

穴道位置　位於後腦杓髮際線的中央，向外兩橫指寬的凹陷處。

取穴技巧　用手指按在後腦杓髮際線的中央，向外兩橫指寬的凹陷處取穴。

按摩法

拿推筋棒圓角邊 ⊖ 由上往下推頸部左側穴位，並採呼吸法 ⊖ 20 下 ⊖ 換頸部右側並重複動作。

呼吸法

採坐姿 ⊖ 閉目養神、全身放鬆 ⊖ 腹式呼吸。

STEP／03 天柱穴

工具／2 號筷鋮

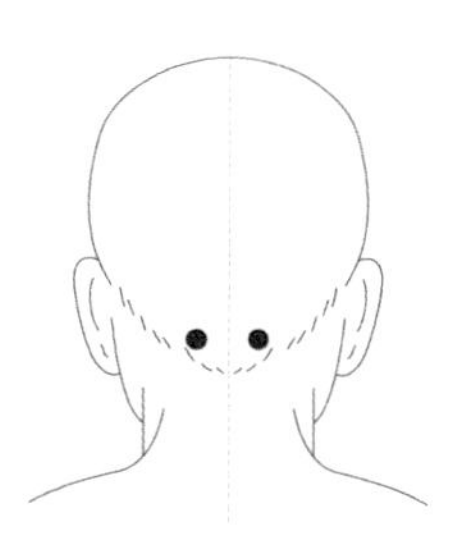

穴道位置　位於後腦杓髮際線中央上方，再向外一個拇指橫寬的凹陷處。

取穴技巧　用手指按在後腦杓髮際線中央上方，再向外一個拇指橫寬的凹陷處取穴。

按摩法

拿 2 號筷鋮 ⊖ 按、壓頭部兩側穴位，並採呼吸法 ⊖ 2 分鐘。

呼吸法

採坐姿 ⊖ 吸氣時，雙手向上舉；呼氣時，雙手放下，肩膀放鬆。

STEP／04 肩井穴

工具／4 號筷鍼

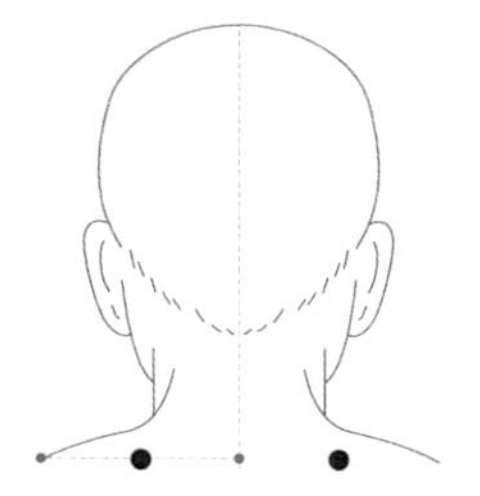

穴道位置　位於大椎穴與肩峰連線的中點處。

取穴技巧　沿著乳頭向上，用手指按在大椎穴與肩峰連線的中點處取穴。

按摩法

拿 4 號筷鍼 ⊖ 按、壓左肩穴位，並採呼吸法 ⊖ 換右肩並重複動作。

呼吸法

採坐姿 ⊖ 腹式呼吸 ⊖ 左手臂向外平舉 ⊖ 轉動 10 圈 ⊖ 配合按摩法換右手並重複動作 ⊖ 雙肩動一動。

STEP／05 大椎穴

工具／1 號筷鍼

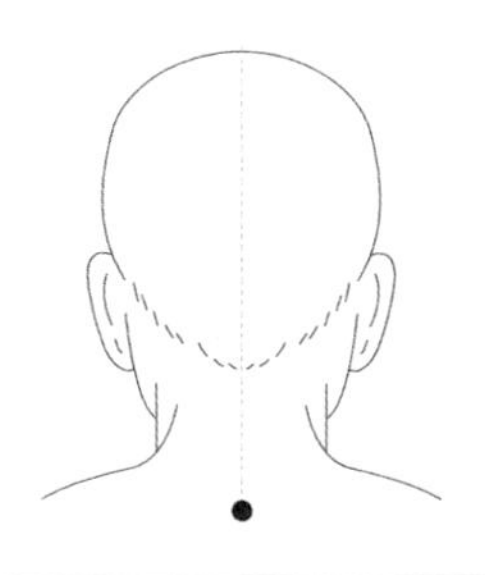

穴道位置　位於脖子後方隆起處的下緣凹陷處。

取穴技巧　低頭後，用手指按在脖子後方隆起處的下緣凹陷處取穴。

按摩法　拿 1 號筷鍼 ⊖ 按、壓穴位，並採呼吸法。

呼吸法

吸氣時，雙手向上舉；呼氣時，雙手放下，放鬆肩膀（一吸一呼算 1 次）⊖ 重複動作 10 次。

STEP／06 內關穴　　工具／2號筷鍼

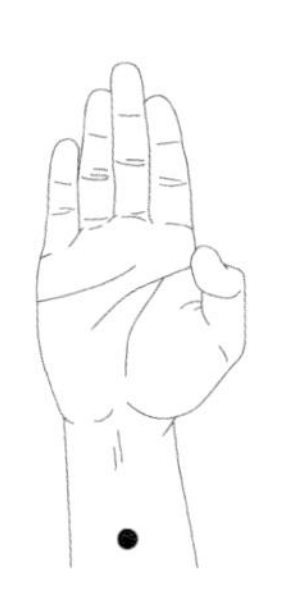

穴道位置　位於前手臂內側，手腕橫紋向下三橫指寬的兩骨之間。

取穴技巧　掌心向上，彎曲手腕，用手指按在手腕橫紋向下三橫指寬的兩骨之間取穴。

按摩法

拿2號筷鍼 ⊖ 按、壓左手穴位，並採呼吸法 ⊖ 2分鐘 ⊖ 換右手並重複動作（30分鐘內，不可再次按、壓、揉穴位）。

呼吸法

採坐姿，掌心向上 ⊖ 閉目養神、全身放鬆 ⊖ 腹式呼吸。

流程

06

- 症狀 Symptom -

手肘麻痛

Elbow pain

許多人因為工作需要，像是文書人員、作業員、畫家、木匠、鋼琴家等，經常讓手肘處於彎曲的姿勢，如果長時間沒有休息，就容易使手肘周遭的神經和肌肉過度疲勞，出現手肘麻木、疼痛或灼熱感等症狀。

造成手肘麻痛的最主要原因是過度使用手肘，因此即便是工作需要，也要適時讓手肘休息，可以進行簡單的伸展運動或穴道按摩，促進手肘部位的血液循環，紓解肌肉緊繃的狀態，還可以使用護肘或軟墊，避免手肘直接靠在桌面或其他堅硬的地方，以減輕手肘的負擔，除此之外，養成良好的生活作息和運動習慣，也能預防手肘麻痛的症狀。

◆穴道按摩流程及動態影片 QR code

手肘麻痛
穴道按摩流程

手部阿是穴

肩井穴

小海穴

尺澤穴

曲池穴

手臂阿是穴（外側）

手臂阿是穴（內側）

ARTICLE 01

造成原因

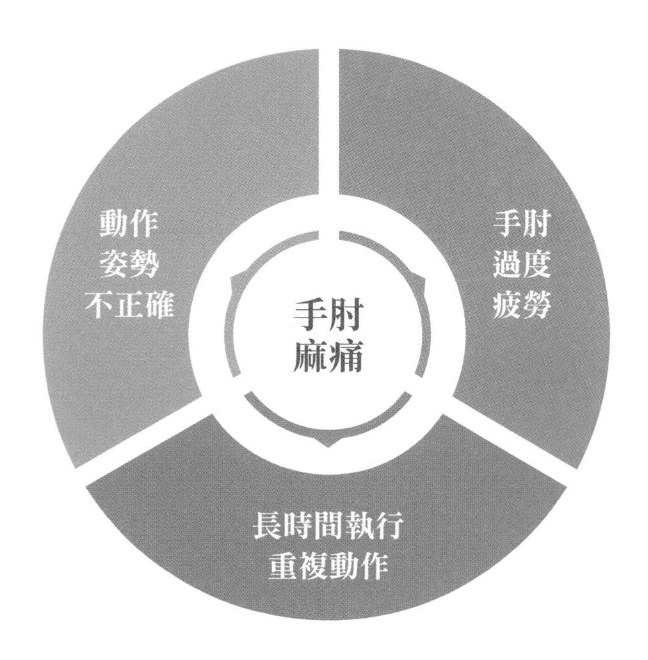

ARTICLE 02

預防方法

適度休息伸展

每隔 1 小時左右，需改變長時間不變的姿勢或動作，可以進行簡單的伸展運動或按摩，舒緩緊繃的肌肉，改善血液循環和柔軟度。

使用輔助器具

長時間需要彎曲手肘的動作或工作，可以使用護肘或軟墊，若是坐姿，則需確保手臂與上半身約呈 90 度，以減輕手肘的負擔。

生活作息規律

每日定時就寢和起床，讓身體有穩定且充足的休息時間，也能放鬆身心，避免過度勞累和緊張。

養成良好的運動習慣

適度的運動可以促進血液循環，但運動前須記得要充分熱身，運動後也要充分伸展，才能有效鍛鍊肌肉強度及柔軟度，避免肌肉過度疲勞。

適當按摩穴道

正確且適當的按摩穴道，有助於預防手肘痲痛，或是舒緩疼痛症狀。

ARTICLE 03 改善症狀的穴道

STEP／01 手部阿是穴　工具／食指、中指、無名指指腹

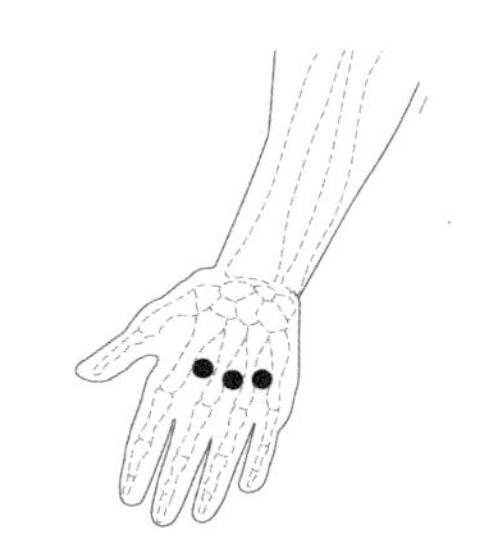

穴道位置 位於手背，小拇指與無名指的掌骨接縫處、無名指與中指的掌骨接縫處、中指與食指的掌骨接縫處。

取穴技巧 掌心向下，用手指依序按在小拇指至食指的掌骨接縫處取穴。

按摩法

用右手三指指腹 ⊖ 按、壓、揉左手 3 個穴位（由外向內），並採呼吸法 ⊖ 搓熱手掌心後，輕揉左手背 ⊖ 換右手並重複動作。

呼吸法

採坐姿，掌心向下，手放在桌面上 ⊖ 腹式呼吸（一吸一呼算 1 次）⊖ 單手 3 個穴位各 10 次。

STEP / 02 肩井穴

工具 / 4 號筷鍼

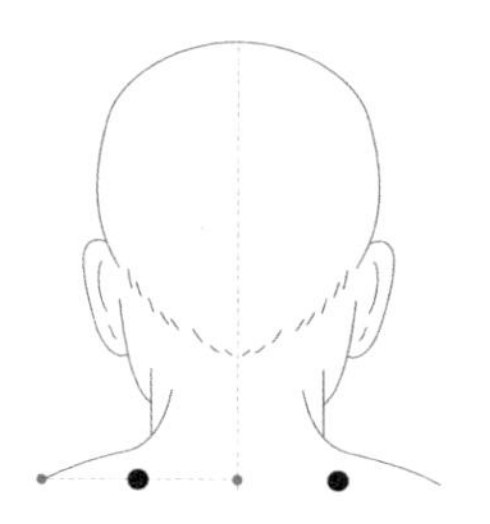

穴道位置 位於大椎穴與肩峰連線的中點處。

取穴技巧 沿著乳頭向上，用手指按在大椎穴與肩峰連線的中點處取穴。

按摩法

拿 4 號筷鍼 ⊖ 按、壓左肩穴位，並採呼吸法 ⊖ 換右肩並重複動作。

呼吸法

採坐姿 ⊖ 腹式呼吸 ⊖ 左手臂向外平舉 ⊖ 轉動 10 圈 ⊖ 配合按摩法換右手並重複動作 ⊖ 雙肩動一動。

STEP / 03 小海穴

工具 / 3 號筷鍼

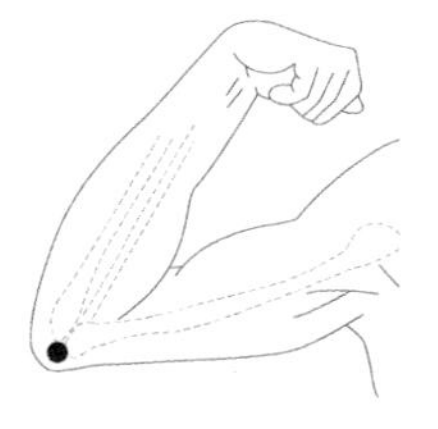

穴道位置 位於手肘內側橫紋的盡頭處。

取穴技巧 手臂彎曲，用手指按在手肘內側的盡頭處取穴。

按摩法

拿 3 號筷鍼 ⊖ 按、壓、揉左手穴位，並採呼吸法 ⊖ 每揉 2 下，停一下 ⊖ 20 次 ⊖ 換右手並重複動作。

呼吸法

採坐姿，掌心向上 ⊖ 腹式呼吸。

STEP / 04 尺澤穴

工具／中指指腹

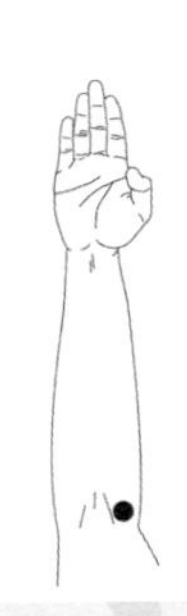

穴道位置 位於手肘橫紋中央的外側凹陷處。

取穴技巧 手臂彎曲，用手指按在手肘橫紋中央的外側凹陷處取穴。

按摩法

用右手中指指腹 ⊝ 按、壓、揉左手穴位，並採呼吸法 ⊝ 每壓 2 秒，停一下 ⊝ 20 次 ⊝ 換右手並重複動作。

呼吸法

採坐姿，掌心向上 ⊝ 腹式呼吸。

STEP / 05 曲池穴

工具／1 號筷鋮

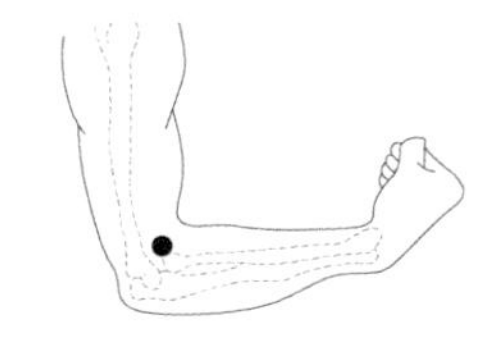

穴道位置 位於手肘橫紋外側的盡頭處。

取穴技巧 手臂彎曲，用手指按在手肘橫紋外側的盡頭處取穴。

按摩法

拿 1 號筷鋮 ⊝ 按、壓左手穴位，並採呼吸法（筷鋮不離穴位）⊝ 換右手並重複動作。

呼吸法

吸氣時，雙手舉高至耳邊；呼氣時，雙手放下，肩膀放鬆（一吸一呼算 1 次）⊝ 重複動作 10 次。

STEP / 06 手臂阿是穴（外側）

工具／拇指指腹

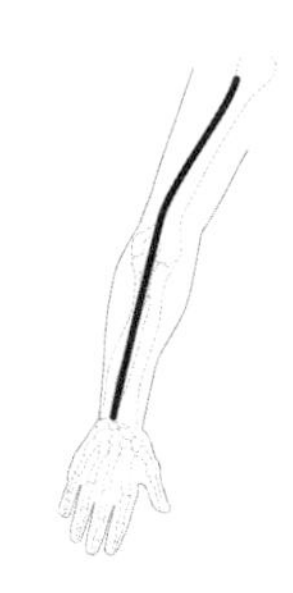

穴道位置 位於三頭肌外側凹陷處，再向下連線至手腕的中央凹陷處的筋絡上。

取穴技巧 掌心向下，用手指從三角肌外側向下按至手腕的中央凹陷處取穴。

按摩法

用右手拇指指腹（四指輔助施力）→由上往下，每隔 2 ～ 3 公分的位置→按、壓、揉左手穴位 10 下，並採呼吸法→2 次→搓熱手掌心後，搓揉左手穴位→換右手並重複動作。

呼吸法 掌心向下→全身放鬆→腹式呼吸。

STEP / 07 手臂阿是穴（內側）

工具／拇指指腹

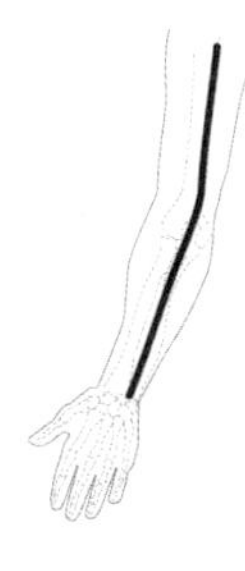

穴道位置 位於上手臂內側凹陷處，再向下連線至手腕橫紋內側凹陷處的筋絡上。

取穴技巧 掌心向上，用手指從上手臂內側向下按至手腕橫紋的內側凹陷處取穴。

按摩法

用右手拇指指腹（四指輔助施力）→由上往下，每隔 2 ～ 3 公分的位置→按、壓、揉左手穴位 10 下，並採呼吸法→2 次→搓熱手掌心後，搓揉左手穴位→換右手並重複動作。

呼吸法 掌心向上→全身放鬆→腹式呼吸。

07

- 症狀 Symptom -

滑鼠手

Carpal tunnel syndrome

不論學生、上班族或退休者，許多人經常長時間使用電腦上網、工作、寫報告等，如果再加上坐姿不正確，或是電腦擺設過高或過低，就容易引起腰痠背痛、肩頸痠痛，甚至造成滑鼠手，使得手腕活動範圍受限，並出現手部疼痛、麻痺或無力等症狀。

滑鼠手是因為手腕長時間維持使用滑鼠和鍵盤的動作，卻沒有適時休息，以致手腕肌肉過度疲勞，長期下來，就會使手腕肌腱發炎，所以預防滑鼠手的方法，就是要讓手腕適時的休息和放鬆，另外還要注意電腦的擺設、桌椅的高度和坐姿，以降低使用電腦對手腕肌腱造成的負擔，才能有效預防滑鼠手，或是改善滑鼠手的症狀。

◆穴道按摩流程及動態影片 QR code

滑鼠手
穴道按摩流程

少商穴

魚際穴

曲池穴

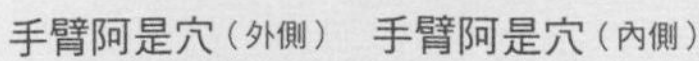

手臂阿是穴（外側） 手臂阿是穴（內側）

ARTICLE 01

造成原因

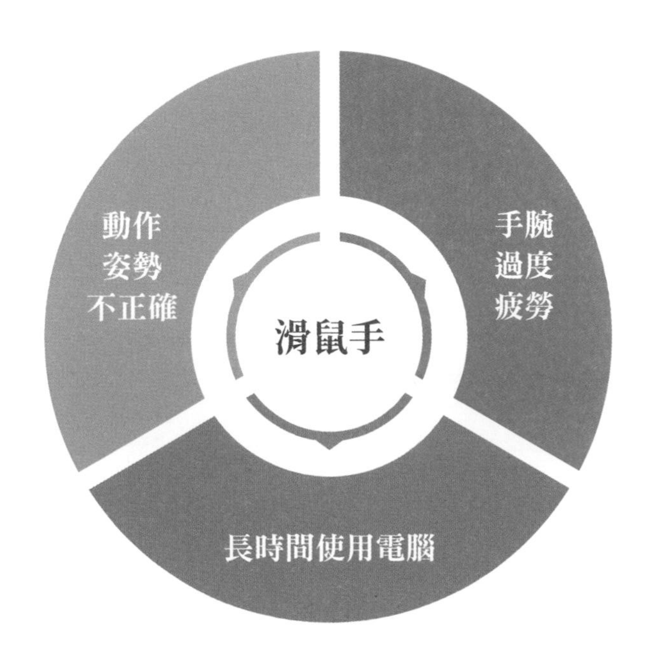

ARTICLE 02

預防方法

正確姿勢使用電腦

使用電腦滑鼠和鍵盤時，盡量讓中指、手腕和手肘保持同高，可以使用護腕或軟墊，避免手腕彎曲，以減輕手腕的負擔。

適度休息伸展

每隔 1 小時左右，就要讓手稍微休息，並進行簡單的手腕伸展運動或按摩，舒緩緊繃的肌肉，改善血液循環和柔軟度。

熱敷手部

長時間使用手掌與手腕肌力後，可以透過熱敷手腕到肩膀的部位，放鬆緊繃的肌肉，並促進血液循環，有效緩解痠痛，且降低滑鼠手發生的機率。

適當按摩穴道

正確且適當的按摩穴道，有助於改善滑鼠手的症狀。

ARTICLE 03 改善症狀的穴道

STEP / 01 少商穴

工具 / 1 號筷鋮

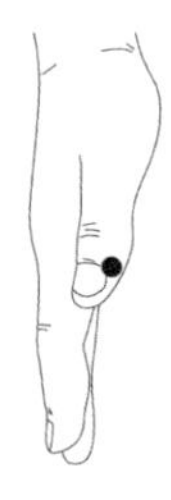

穴道位置　位於拇指指甲外側邊緣下方處。

取穴技巧　用手指按在拇指指甲外側邊緣下方處取穴。

按摩法

拿 1 號筷鋮 ⊖ 按、壓左手穴位（力道適中），並採呼吸法 ⊖ 2 分鐘 ⊖ 換右手並重複動作（30 分鐘內，不可再次按、壓、揉穴位）。

呼吸法

採坐姿，手放在桌面上 ⊖ 腹式呼吸。

STEP ∕ 02 魚際穴

工具／1 號筷鍼、推筋棒

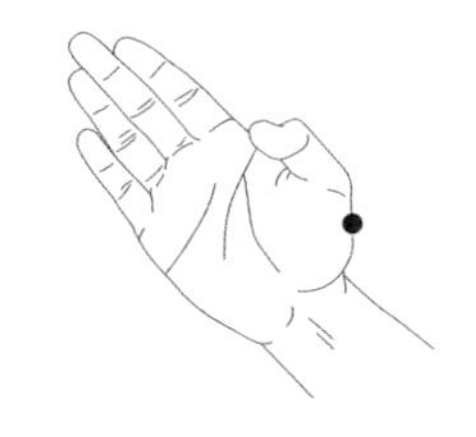

穴道位置　位於拇指第一節掌骨外側的紅白肉中央處。

取穴技巧　掌心向上，用手指按在拇指第一節掌骨外側的紅白肉中央處取穴。

按摩法

拿 1 號筷鍼 ⊙ 按、壓左手穴位並轉動拇指（筷鍼不離穴位），採呼吸法 ⊙ 90 秒 ⊙ 拿推筋棒圓角邊 ⊙ 由上往下推左手穴位 ⊙ 20 下 ⊙ 換右手並重複動作。

呼吸法

採坐姿 ⊙ 閉目養神、全身放鬆 ⊙ 腹式呼吸。

STEP ∕ 03 曲池穴

工具／1 號筷鍼

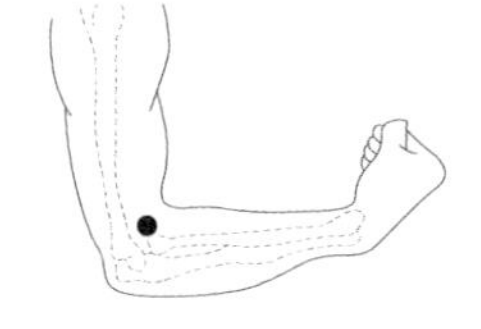

穴道位置　位於手肘橫紋外側的盡頭處。

取穴技巧　手臂彎曲，用手指按在手肘橫紋外側的盡頭處取穴。

按摩法

拿 1 號筷鍼 ⊙ 按、壓左手穴位，並採呼吸法（筷鍼不離穴位）⊙ 換右手並重複動作。

呼吸法

吸氣時，雙手舉高至耳邊；呼氣時，雙手放下，肩膀放鬆（一吸一呼算 1 次）⊙ 重複動作 10 次。

STEP／04 手臂阿是穴（外側）　　工具／拇指指腹

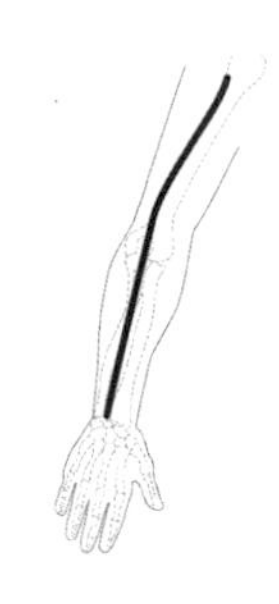

穴道位置　位於三頭肌外側凹陷處，再向下連線至手腕的中央凹陷處的筋絡上。

取穴技巧　掌心向下，用手指從三角肌外側向下按至手腕的中央凹陷處取穴。

按摩法

用右手拇指指腹（四指輔助施力）→由上往下，每隔 2 ～ 3 公分的位置→按、壓、揉左手穴位 10 下，並採呼吸法→2 次→搓熱手掌心後，搓揉左手穴位→換右手並重複動作。

呼吸法　掌心向下→全身放鬆→腹式呼吸。

STEP／05 手臂阿是穴（內側）　　工具／拇指指腹

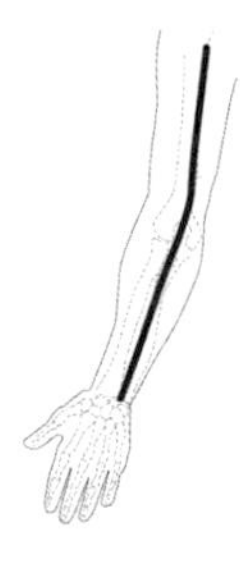

穴道位置　位於上手臂內側凹陷處，再向下連線至手腕橫紋內側凹陷處的筋絡上。

取穴技巧　掌心向上，用手指從上手臂內側向下按至手腕橫紋的內側凹陷處取穴。

按摩法

用右手拇指指腹（四指輔助施力）→由上往下，每隔 2 ～ 3 公分的位置→按、壓、揉左手穴位 10 下，並採呼吸法→2 次→搓熱手掌心後，搓揉左手穴位→換右手並重複動作。

呼吸法　掌心向上→全身放鬆→腹式呼吸。

08

- 症狀 Symptom -

胃痛

Stomachache

現代人生活壓力大、三餐不定時定量，就容易出現胃痛的症狀，尤其是工作忙碌、壓力大且步調緊湊的上班族，對此不少人會自行購買坊間的胃藥緩解不適，但時常發生胃痛，卻總是治標不治本，長期下來，就可能會導致嚴重的胃部疾病。

一般來說，不良的生活習慣是引起胃痛的主要原因，比如暴飲暴食、加班熬夜、喜歡吃油炸或刺激性食物、喝酒應酬、精神壓力過大、缺乏運動等，都容易造成胃酸分泌過多，進而損害胃部機能，引起胃部不舒服的症狀，因此改善生活習慣並適度運動，是有效解決胃痛的方法。

◆穴道按摩流程及動態影片 QR code

胃痛
穴道按摩流程
巨闕穴＋中脘穴
梁門穴
天樞穴
氣海穴＋關元穴
足三里穴
三陰交穴

ARTICLE 01
造成原因

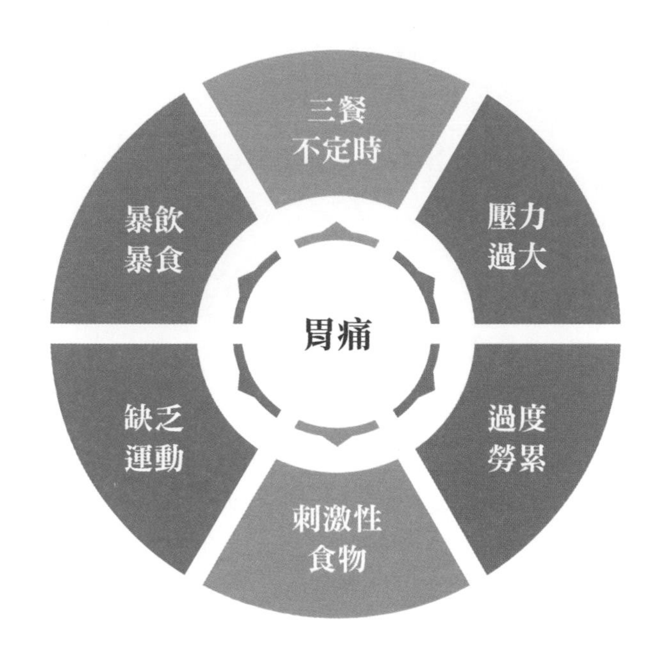

ARTICLE 02
預防方法

飲食定時定量

三餐定時定量且細嚼慢嚥，或採取少量多餐的方式，讓用餐的間隔時間合理不過長，避免餓過頭或吃過飽，造成腸胃不適。

避免菸酒或刺激性食物

吸菸和飲酒過量，以及食用太辣、太甜、太酸、太油膩等刺激性食物，都會引起胃酸逆流，導致胃黏膜損傷，引起胃痛。

飲食均衡且多喝溫開水

攝取足夠的營養，可以改善胃黏膜的自我修復力；而多喝溫開水，則可以潤滑腸胃，促進消化，降低胃部的損害。

ARTICLE 03
改善症狀的穴道

STEP／01 巨闕ㄑㄩㄝ穴＋中脘穴　　工具／1號筷鍼

◉ 巨闕穴

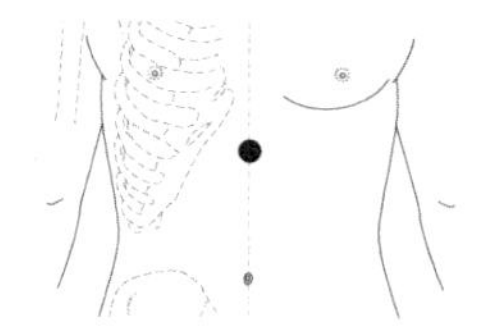

穴道位置 位於肚臍向上七橫指寬處。

取穴技巧 用手指按在肚臍向上七橫指寬處取穴。

◉ 中脘穴

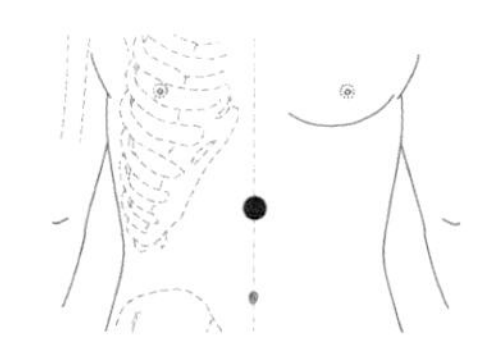

穴道位置 位於肚臍向上五橫指寬處。

取穴技巧 用手指按在肚臍向上五橫指寬處取穴。

按摩法

雙手拿1號筷鍼 ⊖ 右手按、壓巨闕穴；左手按、壓中脘穴，並採呼吸法。

呼吸法

採站姿 ⊖ 吸氣時，肚子脹起；呼氣時，肚子收縮，肩膀放鬆（一吸一呼算1次）⊖ 重複動作10次。

流程

STEP／02 梁門穴

工具／1 號筷鍼

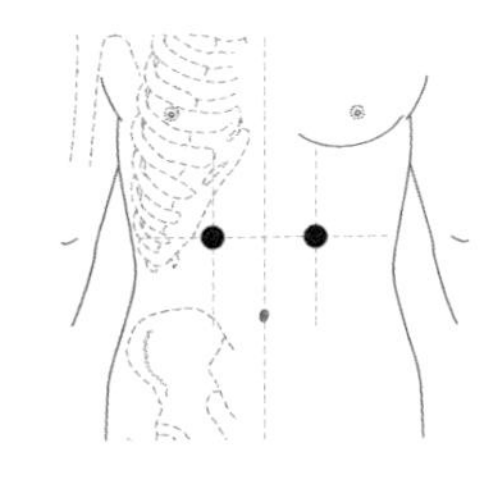

穴道位置　位於肚臍向上五橫指寬，再向外三橫指處。

取穴技巧　用手指按在肚臍向上五橫指寬，再向外三橫指寬處取穴。

按摩法

拿 1 號筷鍼 ⊙ 按、壓腹部兩側穴位（由外往內斜插），並採呼吸法。

呼吸法

採站姿 ⊙ 吸氣時，肚子脹起；呼氣時，肚子收縮，肩膀放鬆（一吸一呼算 1 次）⊙ 重複動作 10 次。

STEP／03 天樞穴

工具／1 號筷鍼

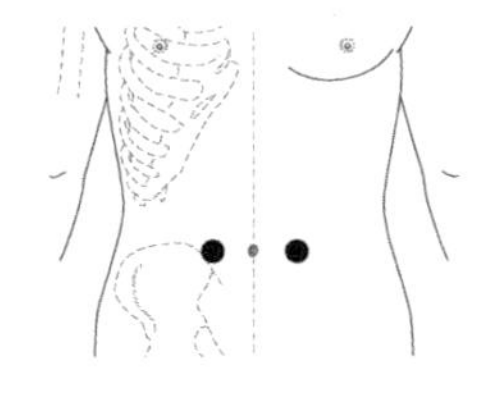

穴道位置　位於肚臍向外三橫指寬處。

取穴技巧　用手指按在肚臍向外三橫指寬處取穴。

按摩法

拿 1 號筷鍼 ⊙ 按、壓腹部兩側穴位（由外往內斜插），並採呼吸法。

呼吸法

採站姿 ⊙ 腹式呼吸（一吸一呼算 1 次）⊙ 重複動作 10 次。

STEP／04 氣海穴＋關元穴　　工具／1號筷鍼

◉ 氣海穴

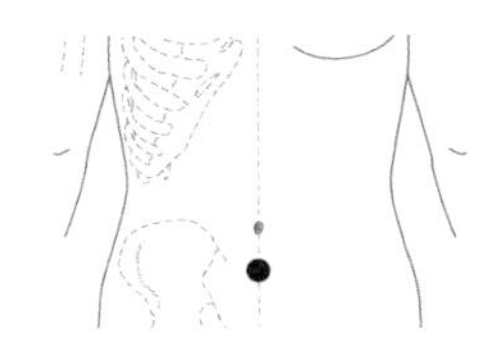

穴道位置	位於肚臍向下兩橫指寬處。
取穴技巧	用手指按在肚臍向下兩橫指寬處取穴。

◉ 關元穴

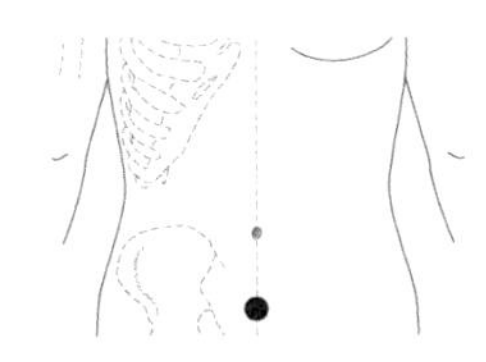

穴道位置	位於肚臍向下四橫指寬處。
取穴技巧	用手指按在肚臍向下四橫指寬處取穴。

按摩法

雙手拿1號筷鍼→右手按、壓氣海穴；左手按、壓關元穴（由下往上斜插），並採呼吸法。

呼吸法

採站姿→吸氣時，肚子脹起；呼氣時，肚子收縮，肩膀放鬆（一吸一呼算1次）→重複動作10次。

流程

STEP／05 足三里穴

工具／1號筷鋮

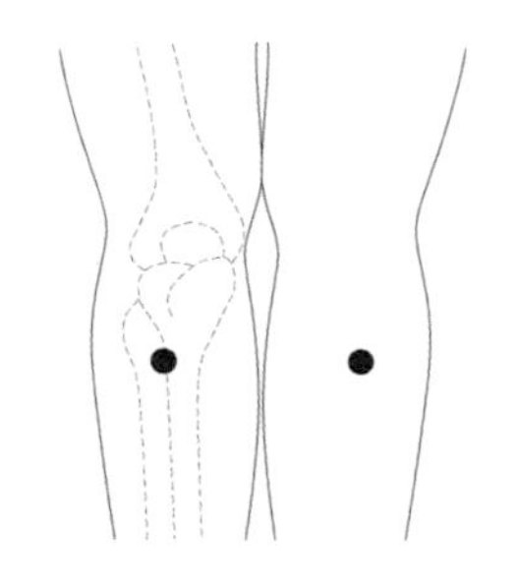

穴道位置　位於小腿外側，犢鼻穴下方的骨頭向下四橫指寬，再向外一個拇指橫寬處。

取穴技巧　膝蓋彎曲成直角，用手指按在犢鼻穴下方的骨頭向下四橫指寬，再向外一個拇指橫寬處取穴。

按摩法　拿1號筷鋮⊖按、壓兩腿穴位，並採呼吸法。

呼吸法

採坐姿，屈膝成直角⊖腹式呼吸（一吸一呼算1次）⊖重複動作10次。

STEP／06 三陰交穴

工具／2號筷鋮

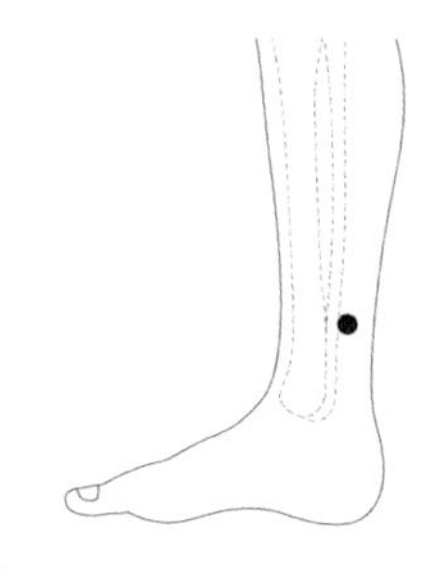

穴道位置　位於內腳踝凸出處的上方，向上四橫指寬的骨頭內側凹陷處。

取穴技巧　用手指按在內腳踝凸出處的上方，向上四橫指寬的骨頭內側凹陷處取穴。

按摩法

拿2號筷鋮⊖按、壓左腿穴位，並採呼吸法⊖換右腳並重複動作。

呼吸法

採坐姿，屈腿放在等高的椅子上⊖腹式呼吸（一吸一呼算1次）⊖重複動作10次。

09

- 症狀 Symptom -

胃痙攣

Gastrospasm

現代人生活步調快速，常與時間賽跑，造成精神緊繃，且三餐不定時或暴飲暴食，就容易影響腸胃機能，造成消化不良、脹氣、胃痛等症狀。

當上腹部突然劇痛時，許多人會誤以為是胃痛發作，於是服用胃藥止痛，卻不見藥效起作用，實際上是腹部肌肉不正常收縮所引起的胃痙攣，嚴重時會讓人嘔吐、腹瀉、手腳發冷、冒冷汗、上腹部出現硬塊等症狀，這時最好平躺休息，症狀在幾小時後會自行緩解，但情況嚴重時，症狀緩解後仍須就醫診斷且治療，因為可能是腸胃疾病所引發的症狀。預防胃痙攣的最好方式，是改善飲食習慣和生活作息，讓腸胃機能保持健康，另外適度運動和穴道按摩，也能有效預防胃痙攣。

◆ 穴道按摩流程及動態影片 QR code

胃痙攣
穴道按摩流程

足三里穴

厲兌穴

ARTICLE 01
造成原因

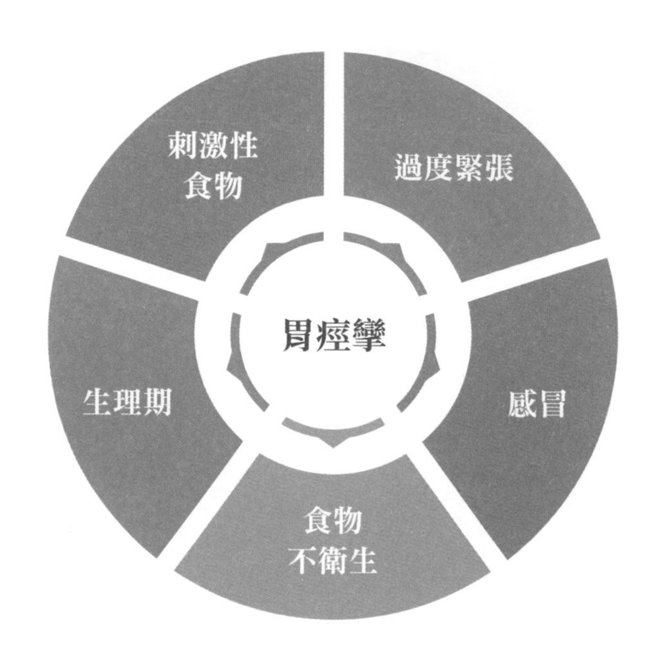

ARTICLE 02
預防方法

飲食定時定量

三餐定時定量且細嚼慢嚥，或採取少量多餐的方式，讓用餐的間隔時間合理不過長，避免餓過頭或吃過飽，造成腸胃不適。

避免菸酒或刺激性食物

吸菸和飲酒過量，以及食用太辣、太甜、太酸、太油膩等刺激性食物，都會引起胃酸逆流，導致胃黏膜損傷，引起胃痛。

飲食均衡且多喝溫開水

攝取足夠的營養，可以改善胃黏膜的自我修復力；而多喝溫開水，則可以潤滑腸胃，促進消化，降低胃部的損害。

養成運動的習慣

適度的運動可以增強腸胃功能，促進消化液的分泌，也能舒緩壓力，因此建議每週至少 3 次，每次至少 30 分鐘，從事喜歡的運動項目，以保持身心健康。

適當按摩穴道

正確且適當的按摩穴道，有助於預防胃痙攣，或是舒緩疼痛症狀。

ARTICLE 03

改善症狀的穴道

STEP／01 足三里穴　　工具／1 號筷鋮

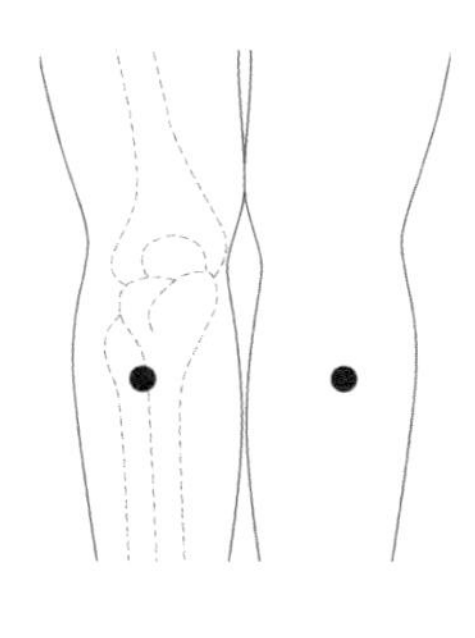

穴道位置　位於小腿外側，犢鼻穴下方的骨頭向下四橫指寬，再向外一個拇指橫寬處。

取穴技巧　膝蓋彎曲成直角，用手指按在犢鼻穴下方的骨頭向下四橫指寬，再向外一個拇指橫寬處取穴。

按摩法

拿 1 號筷鋮 ⊖ 按、壓兩腿穴位，並採呼吸法。

呼吸法

採坐姿，屈膝成直角 ⊖ 腹式呼吸（一吸一呼算 1 次）⊖ 重複動作 10 次。

流程

STEP／02 厲兌穴

工具／1號筷鋮

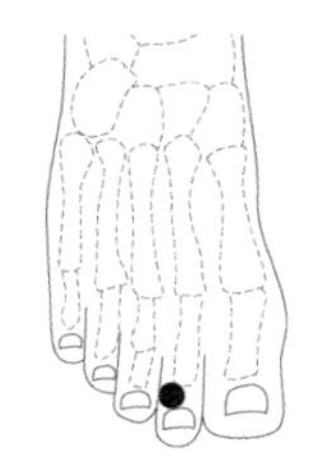

穴道位置 位於腳部第二趾的趾甲外側邊緣下方處。

取穴技巧 用手指按在腳部第二趾的趾甲外側邊緣下方處取穴。

按摩法

拿1號筷鋮⊖按、壓左腳穴位，並採呼吸法⊖換右腳並重複動作。

呼吸法

採坐姿，腿伸直放在等高的椅子上⊖閉目養神、全身放鬆⊖腹式呼吸（一吸一呼算1次）⊖重複動作10次。

10

- 症狀 Symptom -

肌腱炎

Tendinitis

肌腱炎最常發生在手腕、手肘、肩膀、膝蓋和腳踝等部位，使患部出現疼痛、紅腫、發熱或無力等症狀，雖然可以透過休息、熱敷、吃消炎藥等方式舒緩症狀，但肌腱炎的部位若沒有根治，就容易復發，因此出現肌腱炎的症狀時，最好即時舒緩，並接受治療，以免反覆發作，讓症狀惡化。

造成肌腱炎的原因，多半是過度使用同個部位的肌肉，比如長時間打電腦、滑手機、手握方向盤等，或是過度用力超過負荷導致肌腱拉傷，比如提取重物、猛力甩手等，除此之外，像是車禍、跌倒、運動傷害等，造成關節損傷或脫位的外力創傷，也可能加重肌腱的負荷而引起發炎，因此為了避免造成肌肉傷害的情況，平時應注意生活習慣並均衡飲食和充分休息，讓身體保持良好的狀態，就能有效預防肌腱炎。

◆ 穴道按摩流程及動態影片 QR code

肌腱炎
穴道按摩流程

內關穴

太谿ㄒ穴

曲池穴

ARTICLE 01
造成原因

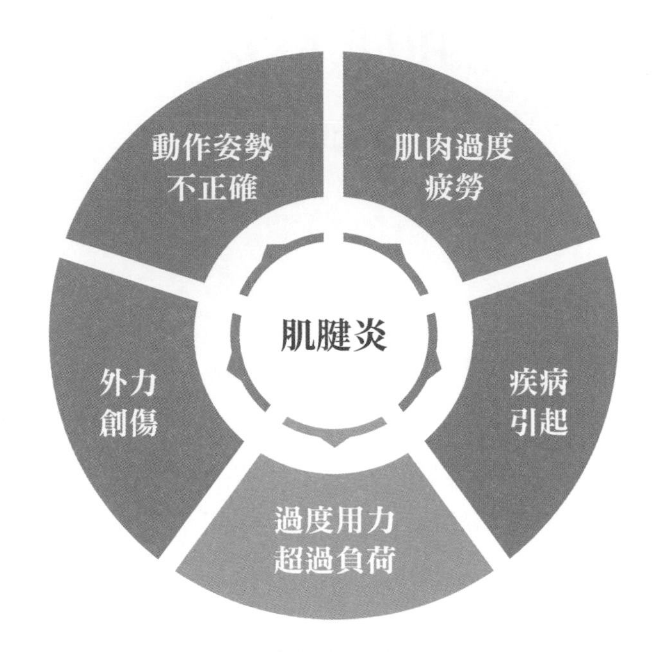

ARTICLE 02
預防方法

適度休息伸展

每隔 1 小時左右，需改變長時間不變的姿勢或動作，可以進行簡單的伸展運動或按摩，以舒緩緊繃的肌肉，預防肌腱炎。

飲食均衡且多喝水

均衡飲食能補充身體所需的營養，再配合白天多喝水，少喝含酒精及咖啡因的飲料，可以有效降低肌腱炎的發生機率。

生活作息規律

每日定時就寢和起床，讓身體有穩定且充足的休息時間，也能放鬆身心，避免過度勞累和緊張。

熱敷或泡澡

透過熱敷或泡澡，能有效緩解因長時間使用而感到痠痛的部位，還能放鬆緊繃的肌肉，避免肌肉過度疲勞引起發炎。

適當按摩穴道

正確且適當的按摩穴道，有助於預防肌腱炎，或是舒緩疼痛症狀。

ARTICLE 03 改善症狀的穴道

STEP / 01 內關穴

工具 / 2號筷鍼

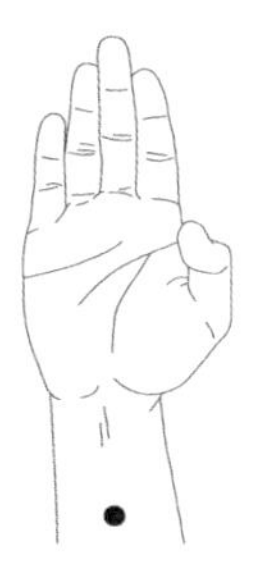

穴道位置 位於前手臂內側，手腕橫紋向下三橫指寬的兩骨之間。

取穴技巧 掌心向上，彎曲手腕，用手指按在手腕橫紋向下三橫指寬的兩骨之間取穴。

流程

按摩法

拿2號筷鍼 ⊙ 按、壓左手穴位，並採呼吸法 ⊙ 2分鐘 ⊙ 換右手並重複動作（30分鐘內，不可再次按、壓、揉穴位）。

呼吸法

採坐姿，掌心向上 ⊙ 閉目養神、全身放鬆 ⊙ 腹式呼吸。

STEP／02 太谿ㄒ一穴

工具／2 號筷鍼

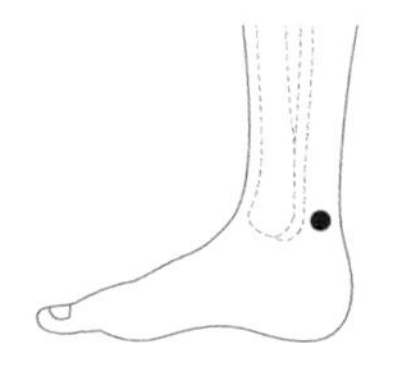

穴道位置 位於內腳踝與肌腱連線的中點處。

取穴技巧 用手指按在內腳踝與肌腱連線的中點處取穴。

按摩法

拿 2 號筷鍼 → 按、壓左腳穴位，並採呼吸法 → 2 分鐘 → 用手掌心輕揉穴位 → 轉動腳踝 10 ～ 20 次 → 換右腳並重複動作。

呼吸法

採坐姿，屈腿放在等高的椅子上 → 閉目養神、全身放鬆 → 腹式呼吸。

STEP／03 曲池穴

工具／1 號筷鍼

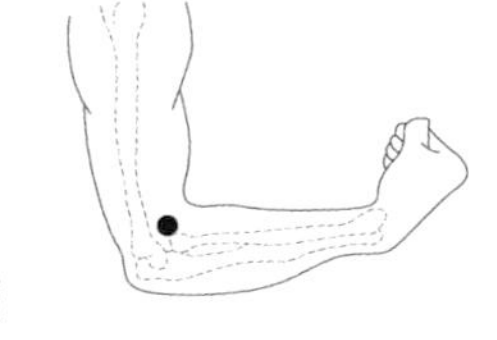

穴道位置 位於手肘橫紋外側的盡頭處。

取穴技巧 手臂彎曲，用手指按在手肘橫紋外側的盡頭處取穴。

按摩法

拿 1 號筷鍼 → 按、壓左手穴位，並採呼吸法（筷鍼不離穴位）→ 換右手並重複動作。

呼吸法

吸氣時，雙手舉高至耳邊；呼氣時，雙手放下，肩膀放鬆（一吸一呼算 1 次）→ 重複動作 10 次。

11

- 症狀 Symptom -

坐骨神經痛

Sciatica

坐骨神經痛是許多人在年齡增長的過程中，常遇到的症狀，由於腰椎周遭的肌力隨年紀衰退，如果再加上經常久站、久坐、彎腰、搬重物、姿勢不正確、缺乏運動等，就會加重坐骨神經的負擔，長期下來，容易造成坐骨神經痛。

坐骨神經痛的症狀初期像是腰痛，但如果沒有儘速治療，刺痛、灼痛或麻痺的症狀，就會往下延伸至臀部、大腿後側、小腿後外側、腳背外側和腳底，所以不論男女老少，平時就要多注意身體狀況，可以透過適度運動、矯正姿勢、減少搬重物等，養成良好的生活習慣，再加上適當的穴道按摩，就能有效預防坐骨神經痛，並保持身體健康。

◆ 穴道按摩流程及動態影片 QR code

坐骨神經痛
穴道按摩流程
後谿穴
橫骨穴
環跳穴
委中穴
承山穴
陽陵泉穴

ARTICLE 01
造成原因

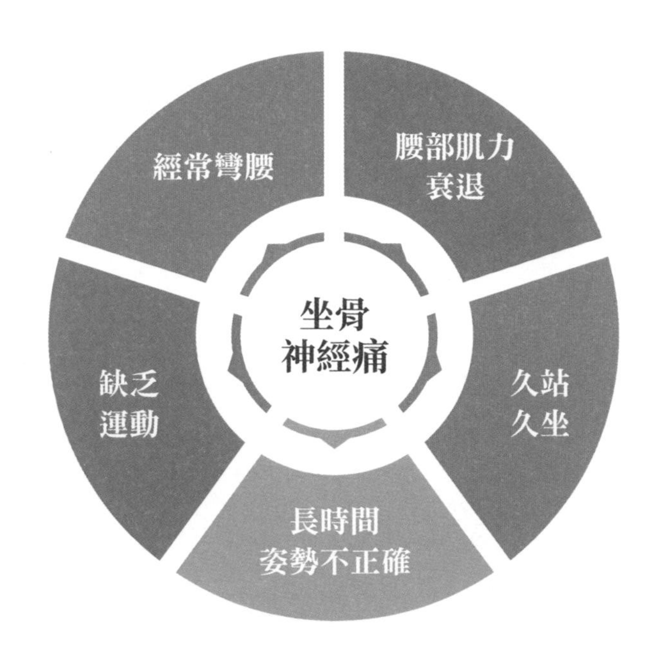

ARTICLE 02
預防方法

搬重物先蹲下身

搬動或提起重物時，先蹲下身，將重物抱在懷裡，再搬移重物，不要直接彎腰拿取重物，以免姿勢不正確或腰部肌力不足，造成腰部傷害。

良好的座椅與坐姿

座椅的高度需讓膝蓋與臀部同高，坐下時，背部平靠椅背，雙腳平放地面，避免駝背、肩頸歪斜、翹腳等不良姿勢。

適時變換姿勢

每隔 1 小時左右，需改變長時間固定不變的工作姿勢，如坐姿或站姿，可以進行簡單的伸展運動，舒緩緊繃的肌肉。

養成運動的習慣

適度的運動可以強健身體機能，還可以減輕身體的負擔，因此建議每週至少 3 次，每次至少 30 分鐘，從事喜歡的運動項目。

適當按摩穴道

正確且適當的按摩穴道，有助於預防坐骨神經痛，或是舒緩疼痛的症狀。

ARTICLE 03 改善症狀的穴道

STEP / 01 後谿ㄒㄧ穴　　工具 / 1 號筷鍼

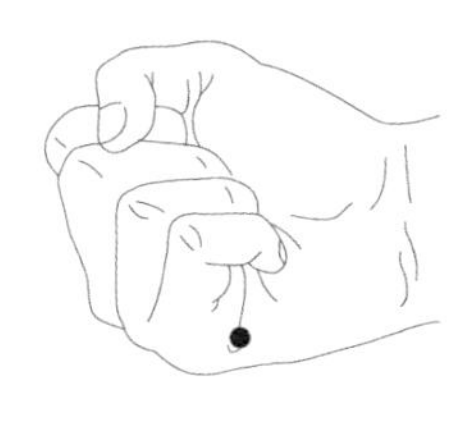

穴道位置　位於小拇指側邊掌橫紋的盡頭處。

取穴技巧　掌心向上，屈指輕握拳，用手指按在小拇指掌橫紋的盡頭處取穴。

① 按摩法

拿 1 號筷鍼 ⊖ 按、壓左手穴位，並採呼吸法 ⊖ 2 分鐘 ⊖ 左手甩一甩 ⊖ 換右手並重複動作（30 分鐘內，不可再次按、壓、揉穴位）。

② 呼吸法

採坐姿，手心向上，屈指輕握拳 ⊖ 閉目養神、全身放鬆 ⊖ 腹式呼吸。

STEP／02 橫骨穴

工具／1號筷鍼

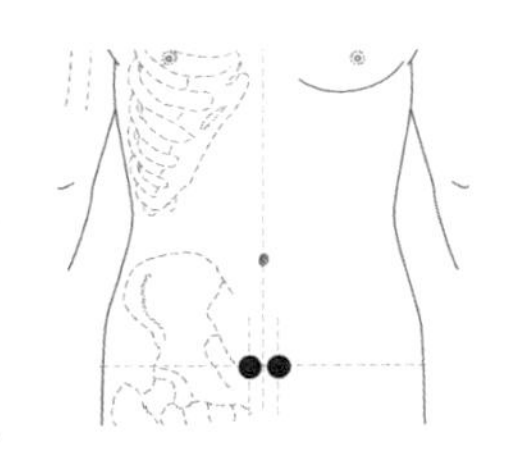

穴道位置　位於肚臍向下七橫指寬，再向外半個食指橫寬處。

取穴技巧　用手指按在肚臍向下七橫指寬，再向外半個食指橫寬處位置。

⑦ 按摩法

拿1號筷鍼 ⊝ 按、壓腹部兩側穴位，並採呼吸法。

⑥ 呼吸法

採站姿 ⊝ 吸氣時，肚子脹起；呼氣時，肚子收縮，肩膀放鬆（一吸一呼算1次）⊝ 重複動作10次。

STEP／03 環跳穴

工具／2號筷鍼

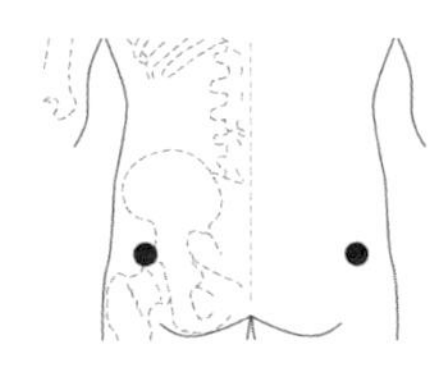

穴道位置　位於臀部外側的中央凹陷處。

取穴技巧　用手指按在臀部外側的中央凹陷處取穴。

⑦ 按摩法

拿2號筷鍼 ⊝ 按、壓、揉臀部左側穴位（力道適中），並採呼吸法 ⊝ 換右側並重複動作。

⑥ 呼吸法

採站姿，右手扶牆 ⊝ 吸氣時，左腿向前抬起，呈90度角；呼氣時，恢復原狀（一吸一呼算1次）⊝ 5次 ⊝ 換右腳並重複動作。

STEP／04 委中穴

工具／2號筷鍼

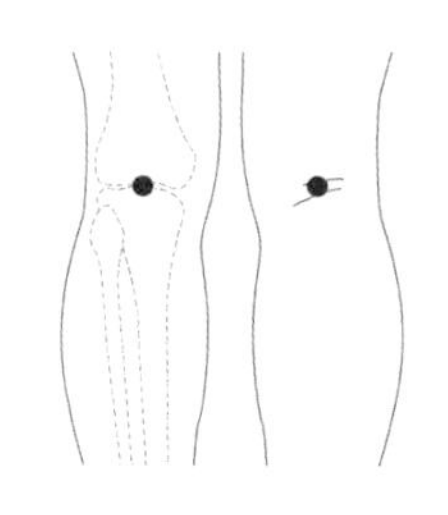

穴道位置 位於膝蓋後方橫紋的中點處。

取穴技巧 用手指按在膝蓋後方橫紋的中點處取穴。

按摩法

拿2號筷鍼→按、壓兩腿穴位，並採呼吸法。

呼吸法

採站姿→吸氣時，雙手向上舉；呼氣時，雙手放下，肩膀放鬆（一吸一呼算1次）→重複動作10次。

STEP／05 承山穴

工具／拇指指腹

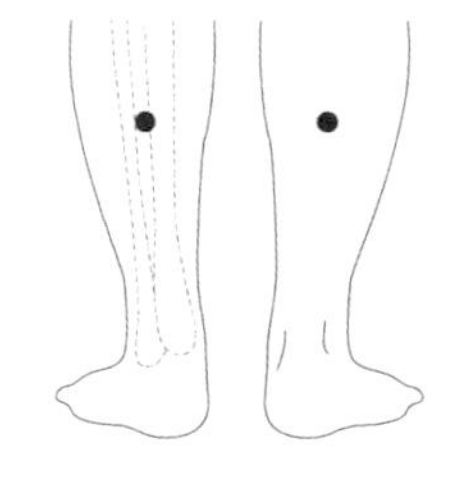

穴道位置 位於小腿肚正下方的中央凹陷處。

取穴技巧 用手指按在小腿肚正下方的中央凹陷處取穴。

按摩法

用右手拇指指腹（四指輔助施力）→按、壓、揉左腿穴位，並採呼吸法→換右腿並重複動作。

呼吸法

採坐姿，屈腿放在等高的椅子上→腹式呼吸（一吸一呼算1次）→重複動作20次。

STEP / 06 陽陵泉穴

工具 / 4 號筷鍼

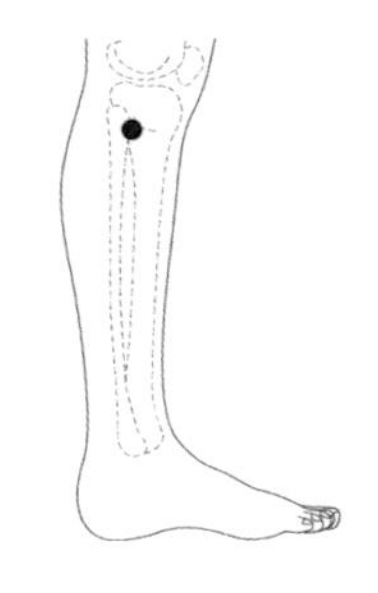

穴道位置　位於小腿外側，腓ㄈ骨向下一個拇指橫寬，再向下朝內側呈 45 度角的位置。

取穴技巧　膝蓋彎曲成直角，用手指按在腓骨向下一個拇指橫寬，再向下朝內側呈 45 度角的位置取穴。

按摩法

拿 4 號筷鍼 ⊖ 按、壓、揉兩腿穴位（力道適中），並採呼吸法。

呼吸法

採坐姿，屈膝成直角 ⊖ 腹式呼吸（一吸一呼算 1 次）⊖ 重複動作 10 次。

12

- 症狀 Symptom -

焦躁不安

Restless

從課業、工作、家庭、感情到人際，每個人的生活都會面臨各種問題，都有需要承受的壓力，然而當壓力超過個人負荷的時候，就會讓人變得焦躁不安，逐漸產生負面情緒和思想，感覺日子過得很辛苦，而身體也會因為不好的精神狀態而開始生病，甚至引起憂鬱症等心理疾病。

為了避免壓力和焦躁影響身心健康，因此要學會檢視自己的需求，並懂得取捨，解決造成焦躁不安的原因，並養成良好的生活習慣，比如均衡飲食、充足睡眠、適度運動，以保持身體健康，另外適當的休閒娛樂、參與社交活動、學習新知和穴道按摩等也都可以改善身心狀態，有助於調整情緒，預防焦躁不安，甚至提升抗壓力。

◆ 穴道按摩流程及動態影片 QR code

焦躁不安
穴道按摩流程
膻中穴
神門穴
百會穴
後谿穴
腳部阿是穴
腳拇趾阿是穴

ARTICLE 01
造成原因

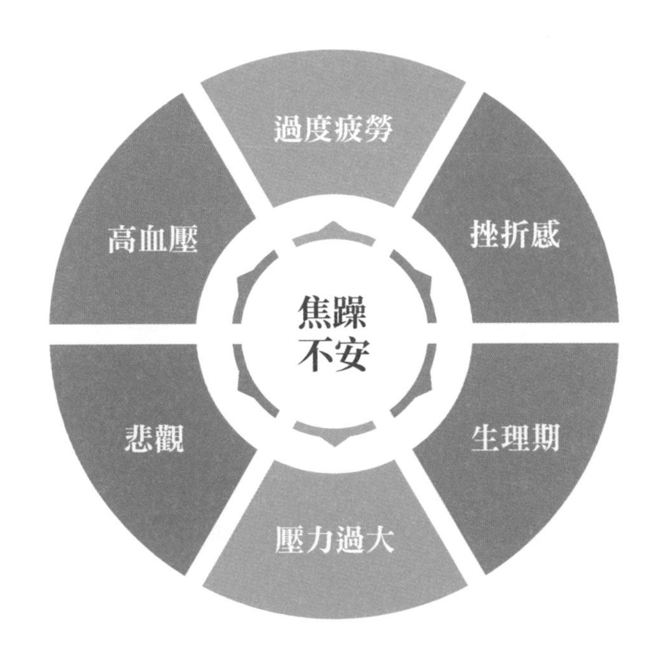

ARTICLE 02
預防方法

設定更實際的目標

實際且容易達成的目標，能避免因為無法達成而產生的負面情緒，以及消除拖延、自覺不夠盡力的罪惡感，讓人不只能完成目標，還能保持心情愉快。

適時紓解壓力

持續性承受壓力，會讓人變得焦躁不安，進而影響精神狀況和身體健康，因此要學會取捨，以減輕壓力，讓身心保持穩定的狀態。

養成運動的習慣

適度的運動可以減緩焦慮和緊繃的狀態，因此建議每週至少 3 次，每次至少 30 分鐘，從事喜歡的運動項目，以保持身心健康。

ARTICLE 03

改善症狀的穴道

STEP / 01 膻中穴

工具／中指指腹

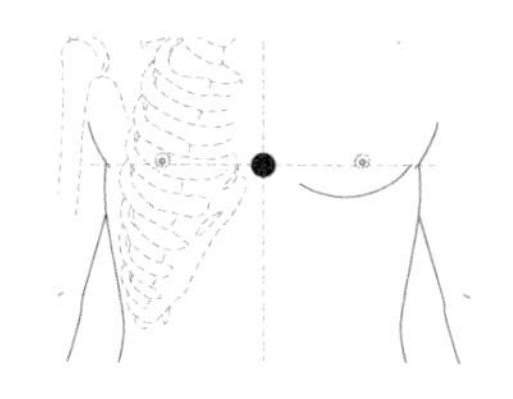

穴道位置 位於左右乳頭連線的中點處。

取穴技巧 用手指按在左右乳頭連線的中點處取穴。

按摩法

用右手中指指腹 ⊖ 按、壓、揉穴位，並採呼吸法 ⊖ 2 分鐘 ⊖ 雙肩動一動。

呼吸法

採腹式呼吸。

STEP / 02 神門穴

工具／拇指指腹

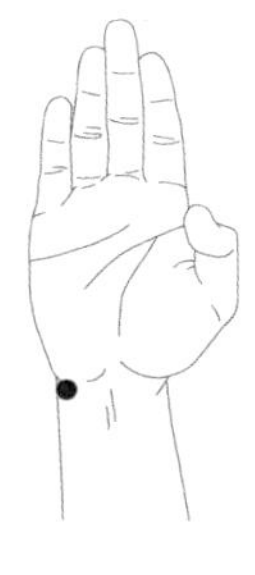

穴道位置 位於前手臂內側，手腕橫紋靠近小拇指一側的凹陷處。

取穴技巧 掌心向上，彎曲手腕，用拇指按在手腕橫紋靠近小拇指一側的凹陷處取穴。

按摩法

用右手拇指指腹 ⊖ 按、壓左手穴位，並採呼吸法 ⊖ 2 分鐘 ⊖ 換右手並重複動作。

呼吸法

採坐姿，掌心向上 ⊖ 閉目養神、全身放鬆 ⊖ 腹式呼吸。

STEP／03 百會穴

工具／4 號筷鍼

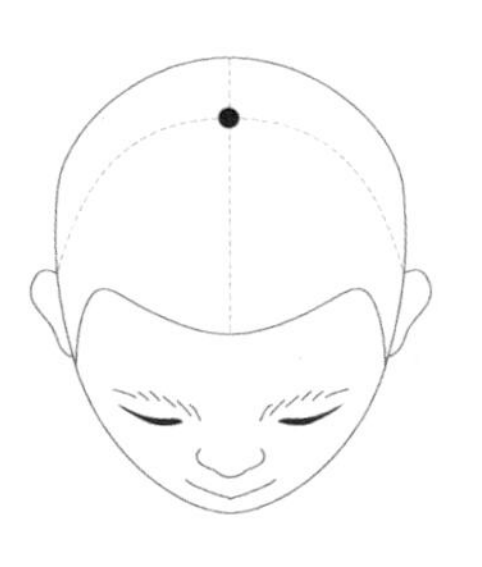

穴道位置 位於印堂穴正上方，兩耳尖端向上連線的中點處。

取穴技巧 用手指按在兩耳尖端向上連線的中點處，對準印堂穴向上連線的位置取穴。

按摩法

拿 4 號筷鍼 ⊖ 按、壓穴位（力道適中），並採呼吸法 ⊖ 用手掌心輕揉穴位。

呼吸法

採坐姿 ⊖ 閉目養神、全身放鬆 ⊖ 腹式呼吸（一吸一呼算 1 次）⊖ 重複動作 10 次。

STEP／04 後谿ㄒㄧ穴

工具／1 號筷鍼

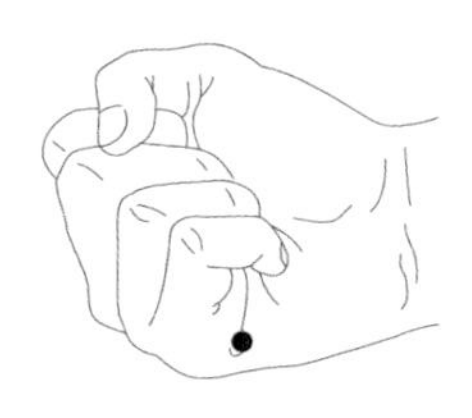

穴道位置 位於小拇指側邊掌橫紋的盡頭處。

取穴技巧 掌心向上，屈指輕握拳，用手指按在小拇指掌橫紋的盡頭處取穴。

按摩法

拿 1 號筷鍼 ⊖ 按、壓左手穴位，並採呼吸法 ⊖ 2 分鐘 ⊖ 左手甩一甩 ⊖ 換右手並重複動作（30 分鐘內，不可再次按、壓、揉穴位）。

呼吸法

採坐姿，手心向上，屈指輕握拳 ⊖ 閉目養神、全身放鬆 ⊖ 腹式呼吸。

STEP / 05 腳部阿是穴

工具 / 3 號筷鍼

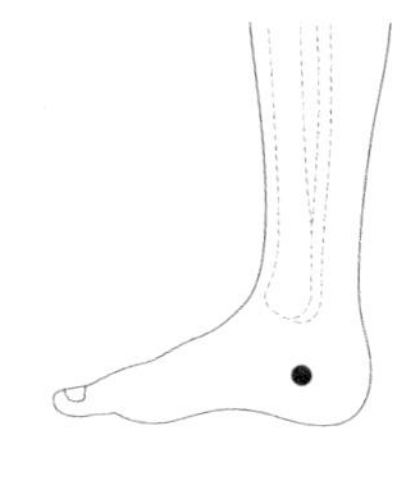

穴道位置 位於內腳踝凸出處的下方，向下三橫指寬的紅白肉交界處。

取穴技巧 用手指按在內腳踝凸出處的下方，向下三橫指寬的紅白肉交界處取穴。

按摩法

拿 3 號筷鍼 → 按、壓、揉左腳穴位，並採呼吸法 → 換右腳並重複動作。

呼吸法

腹式呼吸（一吸一呼算 1 次）→ 重複動作 10 次。

流程

STEP / 06 腳拇趾阿是穴

工具 / 1 號筷鍼

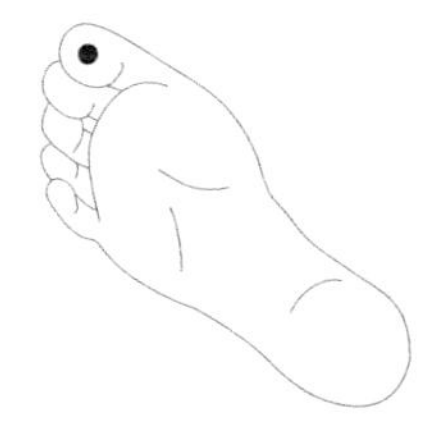

穴道位置 位於腳拇趾趾腹的中央處。

取穴技巧 用手指按在腳拇趾趾腹的中央處取穴。

按摩法

拿 1 號筷鍼 → 按、壓左腳穴位，並採呼吸法 → 換右腳並重複動作。

呼吸法

採坐姿，腿伸直放在等高的椅子上 → 閉目養神、全身放鬆 → 腹式呼吸（一吸一呼算 1 次）→ 重複動作 10 次。

流程

13

- 症狀 Symptom -

記憶力減退

Memory impairment

前一秒想到的事，卻在下一秒忘記，不少人有過這樣的經驗，因此擔心自己是不是腦部老化，或是罹患失智症，其實腦部老化是正常的生理現象，但如果記憶力減退的情況非常明顯，嚴重到影響日常生活時，就必須就醫診斷且治療，因為可能是腦部疾病所引起。

一般像是出門忘記帶鑰匙或手機、忘記他人姓名、忘記待辦事項等，多半是因為生活太忙碌，長時間加班、睡眠不足或用腦過度，以致過度勞累、精神渙散，進而出現記憶力減退的症狀。當感覺到自己有記憶力減退的狀況時，除了改變生活作息之外，還可以透過調整飲食、適度運動、穴道按摩、玩益智遊戲等方式，改善記憶力減退的症狀。

◆穴道按摩流程及動態影片 QR code

記憶力減退
穴道按摩流程

百會穴

神門穴

太陽穴

湧泉穴

腳拇趾阿是穴

ARTICLE 01

造成原因

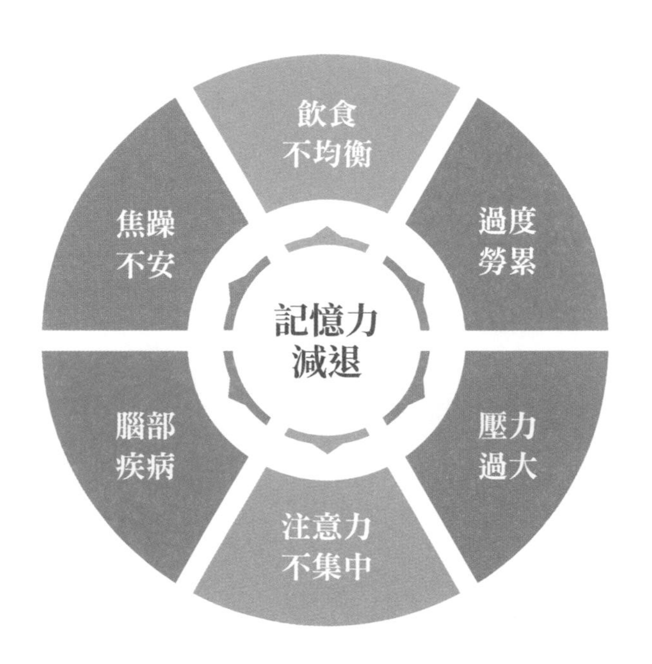

ARTICLE 02

預防方法

訓練專注力

忘東忘西有時是因為一心二用所導致，可以透過玩益智遊戲、學習新事物的方式，刺激腦力，並養成專注於當下的習慣。

飲食均衡補充營養

均衡攝取六大食物補充所需的營養，尤其是對大腦有幫助的食物，並少吃甜食，以免體內血糖濃度變化太大，影響大腦的活動。

生活作息規律

每日定時就寢和起床，讓身體有穩定且充足的休息時間，也能放鬆身心，避免因為睡眠不足、過度勞累、焦躁不安等因素影響記憶力。

養成運動的習慣

適度的運動可以促進血液循環，讓大腦細胞獲得充足的氧氣和養分，有助於改善記憶力，因此建議每週至少 3 次，每次至少 30 分鐘，從事喜歡的運動項目。

適當按摩穴道

正確且適當的按摩穴道，可以有效刺激腦力，改善記憶力減退的狀況。

ARTICLE 03

改善症狀的穴道

STEP／01 百會穴

工具／4 號筷鍼

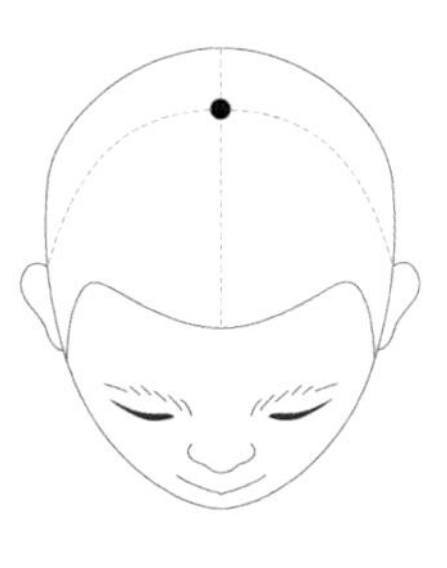

穴道位置 位於印堂穴正上方，兩耳尖端向上連線的中點處。

取穴技巧 用手指按在兩耳尖端向上連線的中點處，對準印堂穴向上連線的位置取穴。

按摩法

拿 4 號筷鍼 ⊖ 按、壓穴位（力道適中），並採呼吸法 ⊖ 用手掌心輕揉穴位。

呼吸法

採坐姿 ⊖ 閉目養神、全身放鬆 ⊖ 腹式呼吸（一吸一呼算 1 次）⊖ 重複動作 10 次。

STEP／02 神門穴

工具／拇指指腹

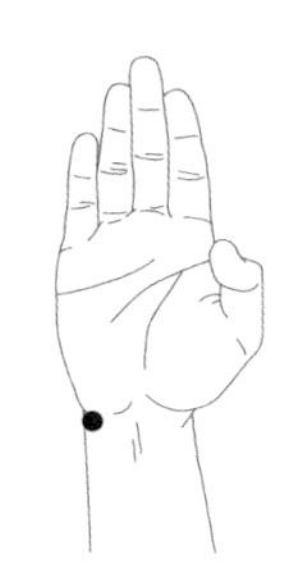

穴道位置 位於前手臂內側，手腕橫紋靠近小拇指一側的凹陷處。

取穴技巧 掌心向上，彎曲手腕，用拇指按在手腕橫紋靠近小拇指一側的凹陷處取穴。

按摩法

用右手拇指指腹 ⊖ 按、壓左手穴位，並採呼吸法 ⊖ 2 分鐘 ⊖ 換右手並重複動作。

呼吸法

採坐姿，掌心向上 ⊖ 閉目養神、全身放鬆 ⊖ 腹式呼吸。

STEP／03 太陽穴

工具／3 號筷鍼、推筋棒

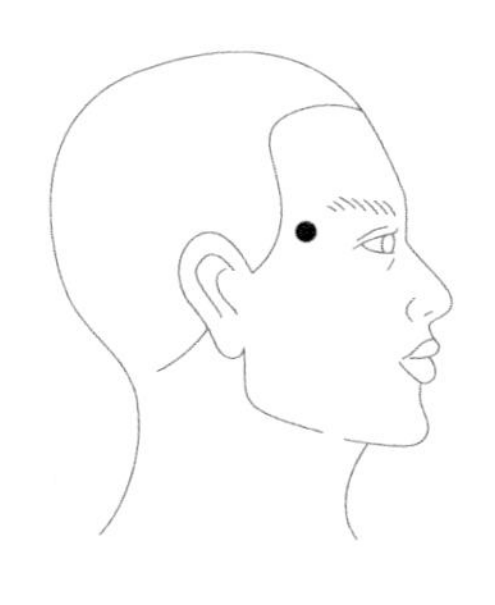

穴道位置 位於眼睛尾端向後的凹陷處。

取穴技巧 用拇指按在眼睛尾端向後的凹陷處取穴。

按摩法

拿 3 號筷鍼 ⊖ 按、壓、揉頭部左側穴位，並採呼吸法 ⊖ 每次 5 秒後，停一下 ⊖ 重複動作 10 次 ⊖ 拿推筋棒圓角邊 ⊖ 由上往下推頭部左側穴位 ⊖ 20 下 ⊖ 換頭部右側並重複動作。

呼吸法

採坐姿 ⊖ 閉目養神、全身放鬆 ⊖ 腹式呼吸。

STEP／04 湧泉穴

工具／1 號筷鍼

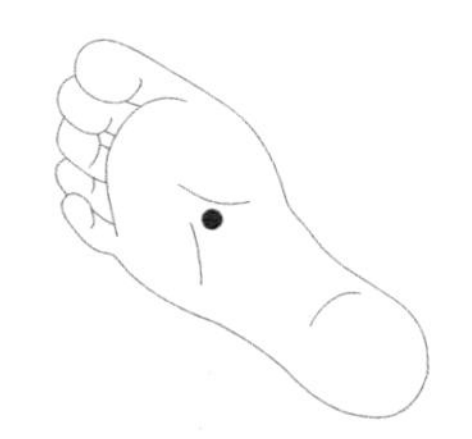

穴道位置　位於腳底的凹陷處。

取穴技巧　用手指按在腳底的凹陷處取穴。

按摩法

拿 1 號筷鍼 ⊝ 按、壓左腳穴位，並採呼吸法 ⊝ 換右腳並重複動作。

呼吸法

採坐姿，腿伸直放在等高的椅子上 ⊝ 腹式呼吸（一吸一呼算 1 次）⊝ 重複動作 10 次。

STEP／05 腳拇趾阿是穴

工具／1 號筷鍼

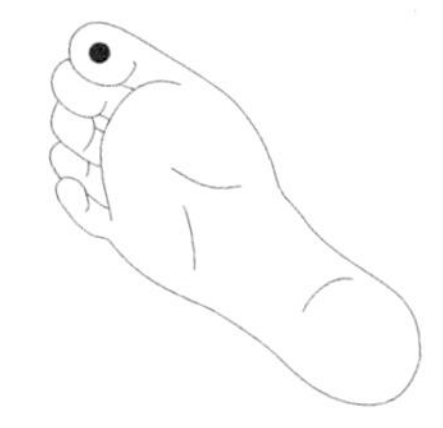

穴道位置　位於腳拇趾趾腹的中央處。

取穴技巧　用手指按在腳拇趾趾腹的中央處取穴。

按摩法

拿 1 號筷鍼 ⊝ 按、壓左腳穴位，並採呼吸法 ⊝ 換右腳並重複動作。

呼吸法

採坐姿，腿伸直放在等高的椅子上 ⊝ 閉目養神、全身放鬆 ⊝ 腹式呼吸（一吸一呼算 1 次）⊝ 重複動作 10 次。

14

- 症狀 Symptom -

注意力不集中

Concentration problem

許多人因為生活步調緊湊，生活事務和工作事項加總起來，讓人感到超過負荷，以致長期處於壓力大、緊張且焦慮的狀態，再加上用腦過度、身體過度勞累，就容易出現分心、東張西望、情緒浮躁、耐性不足等注意力不集中的症狀，進而讓人疏忽細節、容易犯錯，影響事情的處理狀況。

當出現注意力不集中的症狀時，如果不是因為感冒、憂鬱症或過動症等疾病所造成的症狀，可以透過按摩穴道的方式，達到提神醒腦的功效，除此之外，平時就需要注意身體狀況，養成睡眠充足、適度運動、均衡飲食、保持情緒穩定的生活習慣，可以有效預防因為過勞而造成的注意力不集中。

◆ 穴道按摩流程及動態影片 QR code

注意力不集中
穴道按摩流程

百會穴

風池穴

肩井穴

神門穴

ARTICLE 01

造成原因

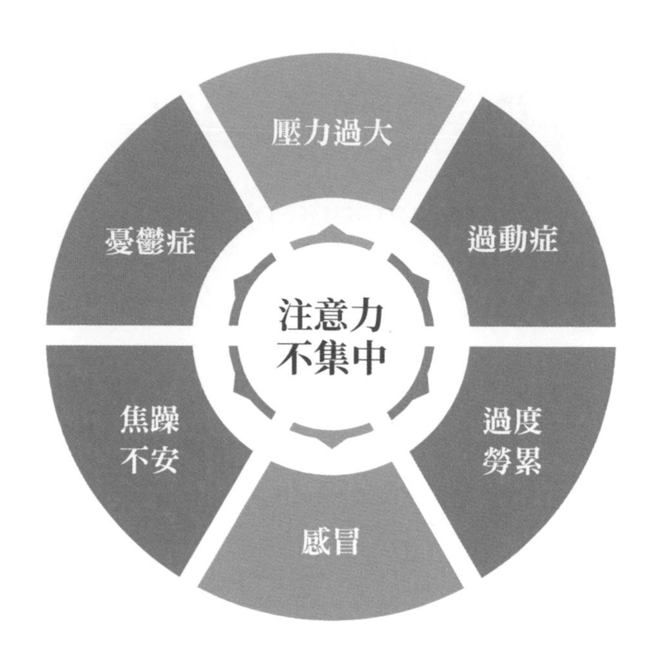

ARTICLE 02

預防方法

計畫性執行任務

先將待辦事項適當的拆解成小任務，並排定執行的優先順序，再依照順序完成任務，有助於提升工作效率，並降低焦慮感。

飲食均衡補充營養

均衡攝取六大食物補充所需的營養，尤其是對大腦有幫助的食物，並少吃甜食，以免體內血糖濃度變化太大，影響大腦的活動。

生活作息規律

每日定時就寢和起床，讓身體有穩定且充足的休息時間，也能放鬆身心，避免過度勞累和緊張。

養成運動的習慣

適度的運動可以促進血液循環，讓大腦細胞獲得充足的氧氣和養分，有助於改善記憶力，因此建議每週至少 3 次，每次至少 30 分鐘，從事喜歡的運動項目。

適當按摩穴道

正確且適當的按摩穴道，有助於改善注意力不集中的症狀。

ARTICLE 03 改善症狀的穴道

STEP / 01 百會穴

工具 / 4 號筷鋮

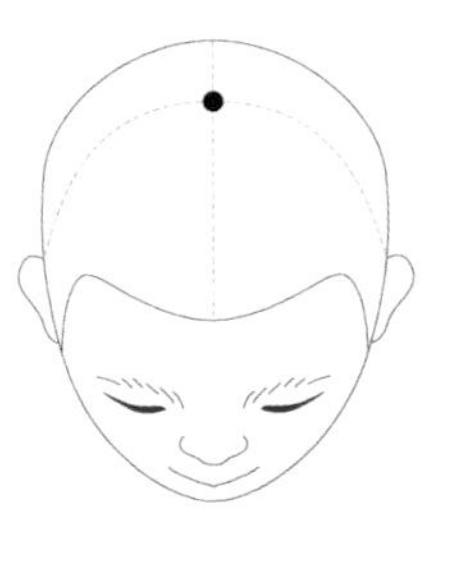

穴道位置 位於印堂穴正上方，兩耳尖端向上連線的中點處。

取穴技巧 用手指按在兩耳尖端向上連線的中點處，對準印堂穴向上連線的位置取穴。

按摩法

拿 4 號筷鋮 ⊖ 按、壓穴位（力道適中），並採呼吸法 ⊖ 用手掌心輕揉穴位。

呼吸法

採坐姿 ⊖ 閉目養神、全身放鬆 ⊖ 腹式呼吸（一吸一呼算 1 次）⊖ 重複動作 10 次。

流程

STEP／02 風池穴

工具／推筋棒

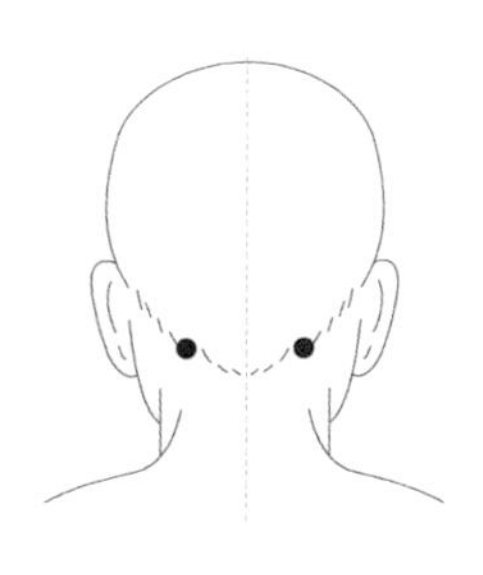

穴道位置 位於後腦杓髮際線的中央，向外兩橫指寬的凹陷處。

取穴技巧 用手指按在後腦杓髮際線的中央，向外兩橫指寬的凹陷處取穴。

按摩法

拿推筋棒圓角邊 ⊖ 由上往下推頸部左側穴位，並採呼吸法 ⊖ 20 下 ⊖ 換頸部右側並重複動作。

呼吸法

採坐姿 ⊖ 閉目養神、全身放鬆 ⊖ 腹式呼吸。

STEP／03 肩井穴

工具／4 號筷鋮

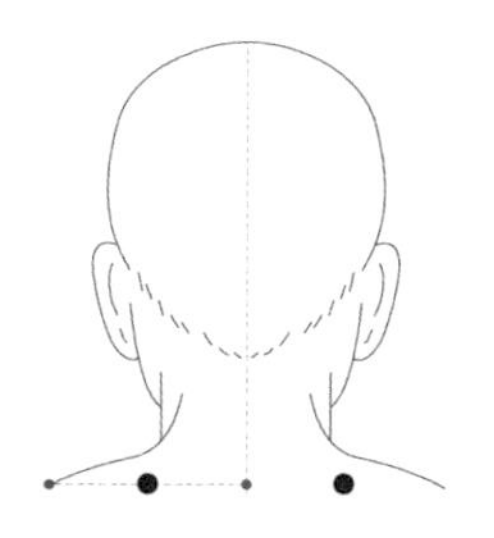

穴道位置 位於大椎穴與肩峰連線的中點處。

取穴技巧 沿著乳頭向上，用手指按在大椎穴與肩峰連線的中點處取穴。

按摩法

拿 4 號筷鋮 ⊖ 按、壓左肩穴位，並採呼吸法 ⊖ 換右肩並重複動作。

呼吸法

採坐姿 ⊖ 腹式呼吸 ⊖ 左手臂向外平舉 ⊖ 轉動 10 圈 ⊖ 配合按摩法換右手並重複動作 ⊖ 雙肩動一動。

STEP / 04 神門穴

工具 / 拇指指腹

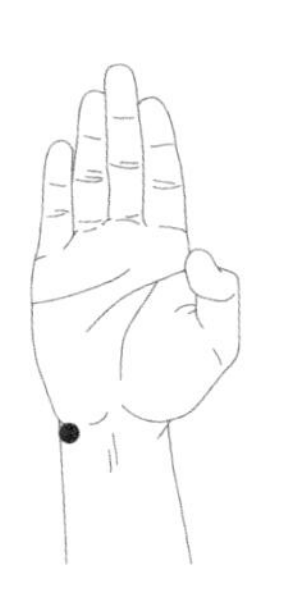

穴道位置　位於前手臂內側，手腕橫紋靠近小拇指一側的凹陷處。

取穴技巧　掌心向上，彎曲手腕，用拇指按在手腕橫紋靠近小拇指一側的凹陷處取穴。

按摩法

用右手拇指指腹 ⊖ 按、壓左手穴位，並採呼吸法 ⊖ 2 分鐘 ⊖ 換右手並重複動作。

呼吸法

採坐姿，掌心向上 ⊖ 閉目養神、全身放鬆 ⊖ 腹式呼吸。

15

- 症狀 Symptom -

失眠

Insomnia

現代人常因為白天用腦過度，每到晚上睡前腦袋仍無法放鬆，導致躺在床上難以入睡，或是過早醒來，在起床後仍感覺沒睡飽。如果長期失眠，不只會睡眠不足，還可能會出現頭痛、頭暈、四肢無力等症狀，進而出現脾氣變得暴躁、記憶力減退和注意力不集中等狀況，影響日常生活的表現。

失眠多半是心理因素，比如自我要求過高、情緒起伏過大、面臨重大變化等，其次是環境的光線、聲音和溫度，還有感冒、熬夜、含咖啡因的食物、睡前太興奮等也都會造成失眠，所以對症下藥，改善睡眠環境、生活作息、調整飲食、保持情緒穩定等，並適度運動和穴道按摩，就能幫助改善失眠的困擾。

◆ 穴道按摩流程及動態影片 QR code

失眠
穴道按摩流程
厲兌穴
百會穴
神門穴
內關穴
足三里穴
三陰交穴

ARTICLE 01 造成原因

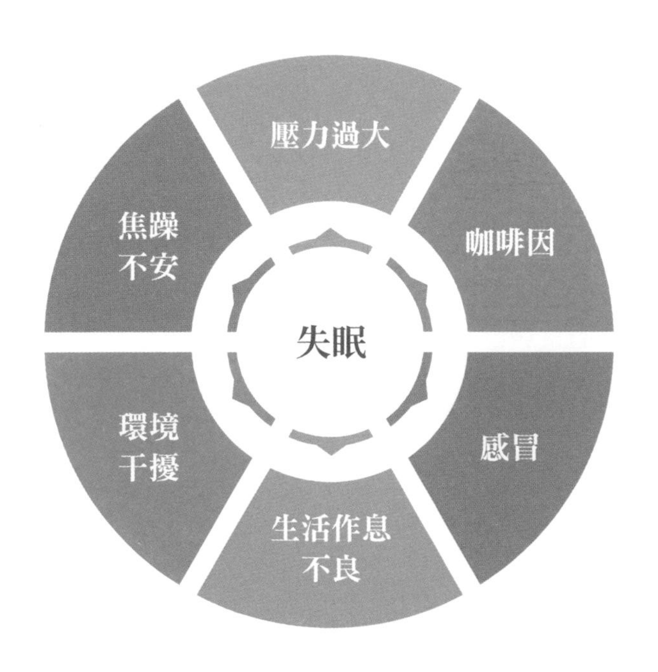

ARTICLE 02 預防方法

睡前放輕鬆

聽輕音樂、泡溫水澡、腦袋放空、不使用 3C 產品等方式，有助於放鬆身心，避免大腦處於興奮或緊繃的狀態，以改善失眠的症狀。

午後少喝茶或咖啡

咖啡因有助於提神醒腦，並有利尿的功效，但攝取過多或濃度過高時，就容易影響到晚上的精神狀況，因此午後飲用時，需注意份量和濃度。

養成運動的習慣

適度的運動可以減緩焦慮和緊繃的狀態，因此建議每週至少 3 次，每次至少 30 分鐘，從事喜歡的運動項目，以保持身心健康。

養成規律的睡眠時間

每日按時就寢和起床，並降低光線、噪音和室溫等環境干擾，維持舒適的睡眠環境，讓身體有穩定且充足的休息時間，避免過度勞累和緊張。

適當按摩穴道

正確且適當的按摩穴道，有助於改善失眠的症狀。

ARTICLE 03 改善症狀的穴道

STEP / 01 厲兌穴

工具 / 1 號筷鋮

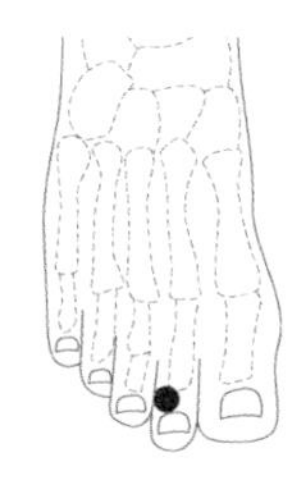

穴道位置 位於腳部第二趾的趾甲外側邊緣下方處。

取穴技巧 用手指按在腳部第二趾的趾甲外側邊緣下方處取穴。

按摩法

拿 1 號筷鋮 ⊖ 按、壓左腳穴位，並採呼吸法 ⊖ 換右腳並重複動作。

呼吸法

採坐姿，腿伸直放在等高的椅子上 ⊖ 閉目養神、全身放鬆 ⊖ 腹式呼吸（一吸一呼算 1 次）⊖ 重複動作 10 次。

STEP ∕ 02 百會穴

工具∕4 號筷鍼

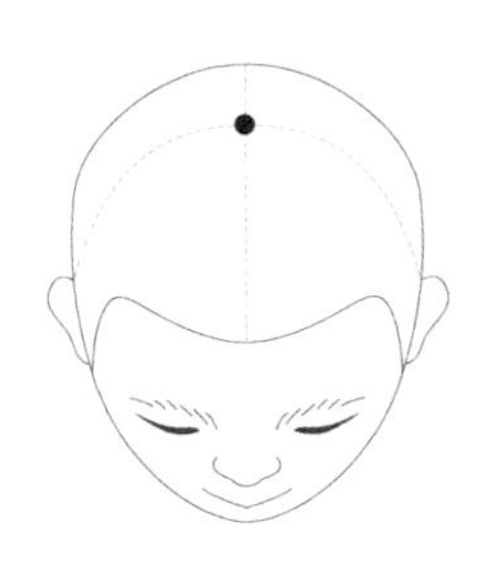

穴道位置　位於印堂穴正上方，兩耳尖端向上連線的中點處。

取穴技巧　用手指按在兩耳尖端向上連線的中點處，對準印堂穴向上連線的位置取穴。

按摩法

拿 4 號筷鍼 ⊖ 按、壓穴位（力道適中），並採呼吸法 ⊖ 用手掌心輕揉穴位。

呼吸法

採坐姿 ⊖ 閉目養神、全身放鬆 ⊖ 腹式呼吸（一吸一呼算 1 次）⊖ 重複動作 10 次。

STEP ∕ 03 神門穴

工具∕拇指指腹

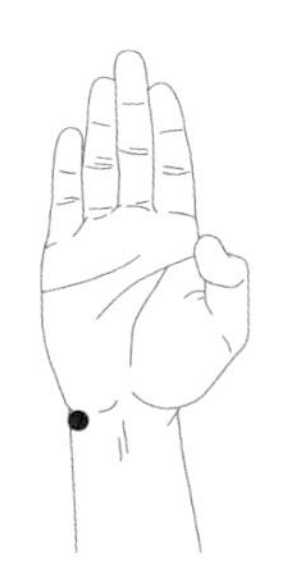

穴道位置　位於前手臂內側，手腕橫紋靠近小拇指一側的凹陷處。

取穴技巧　掌心向上，彎曲手腕，用拇指按在手腕橫紋靠近小拇指一側的凹陷處取穴。

按摩法

用右手拇指指腹 ⊖ 按、壓左手穴位，並採呼吸法 ⊖ 2 分鐘 ⊖ 換右手並重複動作。

呼吸法

採坐姿，掌心向上 ⊖ 閉目養神、全身放鬆 ⊖ 腹式呼吸。

STEP／04 內關穴　　工具／2號筷鍼

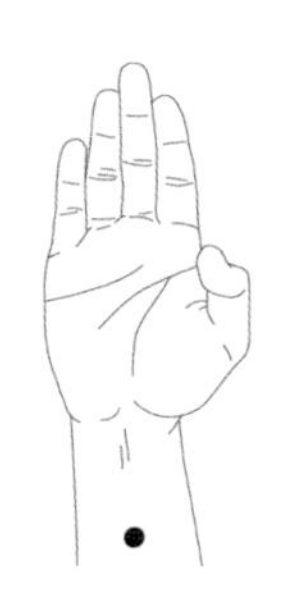

穴道位置　位於前手臂內側，手腕橫紋向下三橫指寬的兩骨之間。

取穴技巧　掌心向上，彎曲手腕，用手指按在手腕橫紋向下三橫指寬的兩骨之間取穴。

按摩法

拿2號筷鍼→按、壓左手穴位，並採呼吸法→2分鐘→換右手並重複動作（30分鐘內，不可再次按、壓、揉穴位）。

呼吸法

採坐姿，掌心向上→閉目養神、全身放鬆→腹式呼吸。

STEP／05 足三里穴　　工具／1號筷鍼

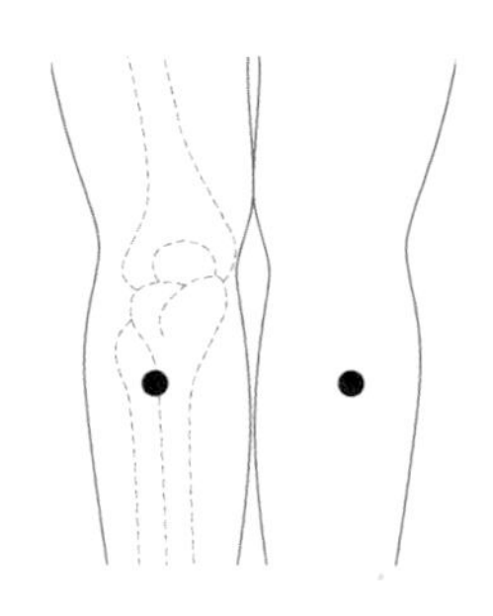

穴道位置　位於小腿外側，犢鼻穴下方的骨頭向下四橫指寬，再向外一個拇指橫寬處。

取穴技巧　膝蓋彎曲成直角，用手指按在犢鼻穴下方的骨頭向下四橫指寬，再向外一個拇指橫寬處取穴。

① 按摩法

拿 1 號筷鍼 ⊖ 按、壓兩腿穴位，並採呼吸法。

呼吸法

採坐姿，屈膝成直角 ⊖ 腹式呼吸（一吸一呼算 1 次）⊖ 重複動作 10 次。

STEP／06 三陰交穴

工具／2 號筷鍼

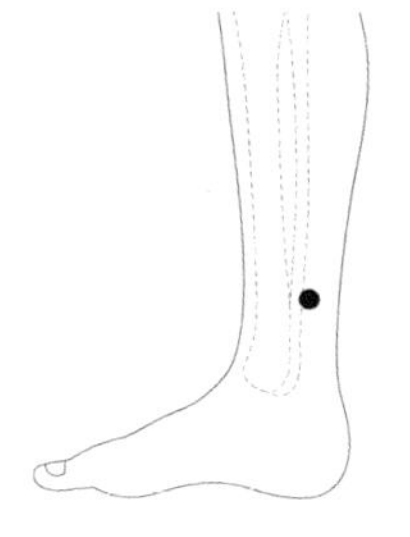

穴道位置 位於內腳踝凸出處的上方，向上四橫指寬的骨頭內側凹陷處。

取穴技巧 用手指按在內腳踝凸出處的上方，向上四橫指寬的骨頭內側凹陷處取穴。

① 按摩法

拿 2 號筷鍼 ⊖ 按、壓左腿穴位，並採呼吸法 ⊖ 換右腳並重複動作。

呼吸法

採坐姿，屈腿放在等高的椅子上 ⊖ 腹式呼吸（一吸一呼算 1 次）⊖ 重複動作 10 次。

16

- 症狀 Symptom -

憂鬱症

Melancholia

每個人都可能因為夢想挫敗、失去工作、親友逝世或孤單無助，而有情緒低落的憂鬱時刻，通常只要過段時間就能重新振作，恢復平時充滿活力和希望的狀態，但有些人卻會深陷悲傷、寂寞、易怒和疲憊的狀態，進而影響思考和行為模式，逐漸失去平時的興趣和喜樂感，出現憂鬱症的表現。

憂鬱症可能是精神壓力或傷害所引起，也可能是因為藥物、遺傳基因、悲觀或個人特質等，不論造成的原因為何，為了避免症狀引起睡眠障礙、暴飲暴食、自信心下降、負面思想等狀況加重病情，應當盡早尋求專業醫師的協助和治療，並透過適度紓壓、運動和按摩，調整心理狀態，走出憂鬱。

◆ 穴道按摩流程及動態影片 QR code

憂鬱症
穴道按摩流程

天柱穴

支溝穴

膻中穴

足三里穴

腳拇趾阿是穴

ARTICLE 01

造成原因

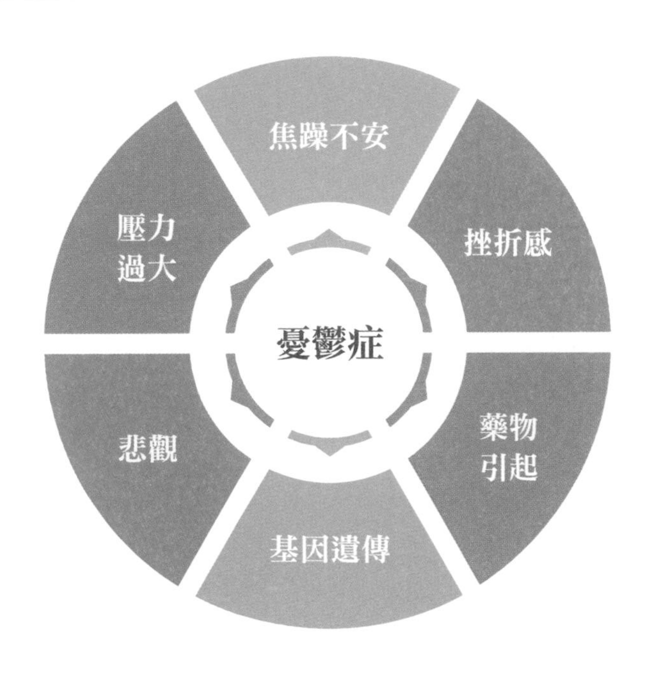

ARTICLE 02

預防方法

了解憂鬱症

不論是患者，還是患者身邊的親友，只要對憂鬱症的認識愈深，就愈能在平時多關察自己或身邊人的心理狀態，以避免錯誤認知的負面言論加重病情。

適時紓解壓力

持續性承受壓力，會讓人變得焦躁不安，進而影響精神狀況和身體健康，因此要學會取捨，以減輕壓力，讓身心保持穩定的狀態。

養成運動的習慣

適度的運動可以減緩焦慮和緊繃的狀態，因此建議每週至少 3 次，每次至少 30 分鐘，從事喜歡的運動項目，以保持身心健康。

養成規律的睡眠時間

每日按時就寢和起床，並降低光線、噪音和室溫等環境干擾，維持舒適的睡眠環境，讓身體有穩定且充足的休息時間，避免過度勞累和緊張。

適當按摩穴道

正確且適當的按摩穴道，能有效放鬆緊繃的狀態，有助於改善憂鬱症的症狀。

ARTICLE 03 改善症狀的穴道

STEP／01 天柱穴

工具／2 號筷鋮

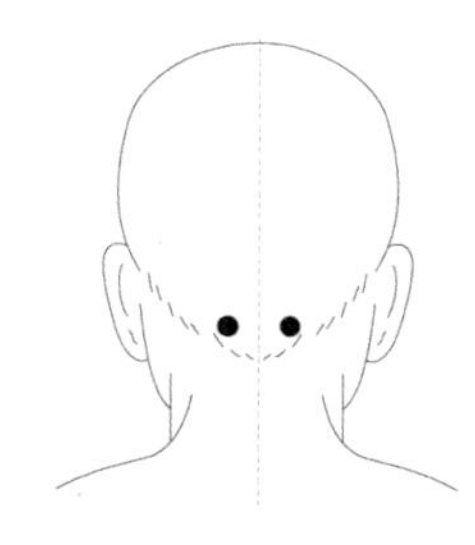

穴道位置 位於後腦杓髮際線中央上方，再向外一個拇指橫寬的凹陷處。

取穴技巧 用手指按在後腦杓髮際線中央上方，再向外一個拇指橫寬的凹陷處取穴。

按摩法

拿 2 號筷鋮 ⊖ 按、壓頭部兩側穴位，並採呼吸法 ⊖ 2 分鐘。

呼吸法

採坐姿 ⊖ 吸氣時，雙手向上舉；呼氣時，雙手放下，肩膀放鬆。

STEP／02 支溝穴

工具／2號筷鍼

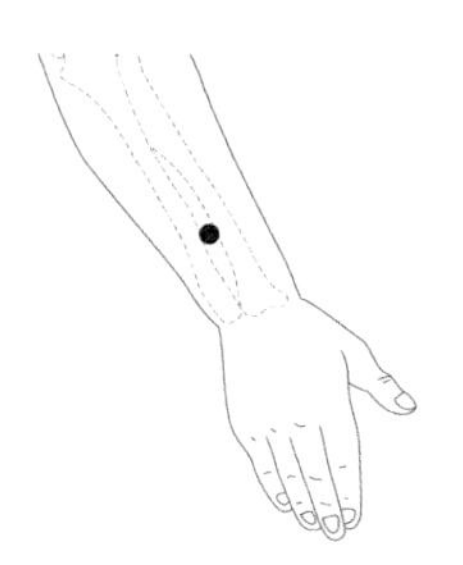

穴道位置　位於前手臂外側，手腕橫紋向手肘方向四橫指寬處。

取穴技巧　掌心向下，彎曲手腕，用手指按在手背腕橫向手肘方向四橫指寬處取穴。

按摩法

拿2號筷鍼→按、壓、揉左手穴位，並採呼吸法→換右手並重複動作。

呼吸法

採坐姿，掌心向下→腹式呼吸（一吸一呼算1次）→重複動作10次。

STEP／03 膻中穴

工具／中指指腹

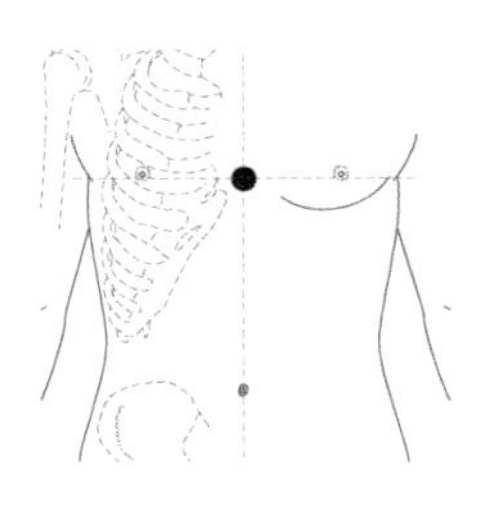

穴道位置　位於左右乳頭連線的中點處。

取穴技巧　用手指按在左右乳頭連線的中點處取穴。

按摩法

用右手中指指腹→按、壓、揉穴位，並採呼吸法→2分鐘→雙肩動一動。

呼吸法　採腹式呼吸。

STEP／04 足三里穴　　工具／1號筷鍼

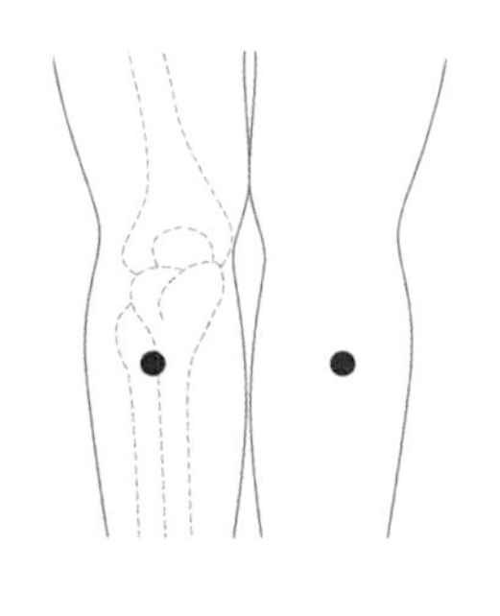

穴道位置　位於小腿外側，犢鼻穴下方的骨頭向下四橫指寬，再向外一個拇指橫寬處。

取穴技巧　膝蓋彎曲成直角，用手指按在犢鼻穴下方的骨頭向下四橫指寬，再向外一個拇指橫寬處取穴。

按摩法

拿1號筷鍼⊖按、壓兩腿穴位，並採呼吸法。

呼吸法

採坐姿，屈膝成直角⊖腹式呼吸（一吸一呼算1次）⊖重複動作10次。

STEP／05 腳拇趾阿是穴　　工具／1號筷鍼

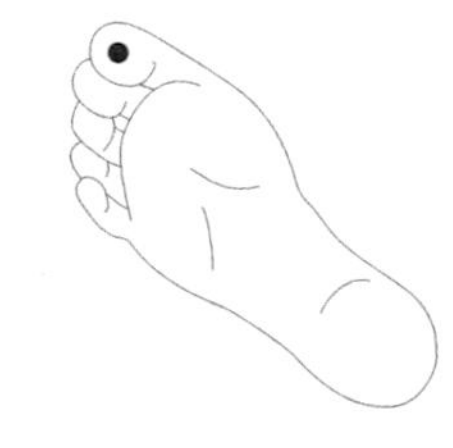

穴道位置　位於腳拇趾趾腹的中央處。

取穴技巧　用手指按在腳拇趾趾腹的中央處取穴。

按摩法

拿1號筷鍼⊖按、壓左腳穴位，並採呼吸法⊖換右腳並重複動作。

呼吸法

採坐姿，腿伸直放在等高的椅子上⊖閉目養神、全身放鬆⊖腹式呼吸（一吸一呼算1次）⊖重複動作10次。

PART 4 美容塑身篇

01

- 美體 Body -

瘦臉部

Slim down the face

每個人天生的臉型就不同，造成臉胖的原因也會因人而異，有些人是因為骨骼寬大；有些人是因為脂肪囤積、咀嚼肌發達和水腫；有些人是因為年齡增長而肌膚鬆弛。如果想要瘦臉部，先弄清楚臉胖的原因，才能事半功倍。

除了骨骼寬大之外，脂肪囤積和水腫是因為飲食不均衡、攝取過量的卡路里、喜歡吃重口味的食物，以及缺乏運動等所造成，因此調整飲食和適度運動是最好的方法；咀嚼肌發達與食用較硬和有咬勁的食物有關，因為常吃這類食物，無形中在鍛鍊咀嚼肌，因此減少食用，就能有效瘦臉部；肌膚鬆弛可以透過每天穴道按摩，促進臉部血液循環，讓肌膚恢復彈性和緊實。

◆ 穴道按摩流程及動態影片 QR code

瘦臉部
穴道按摩流程

攢竹穴

頰車穴

ARTICLE 01

造成原因

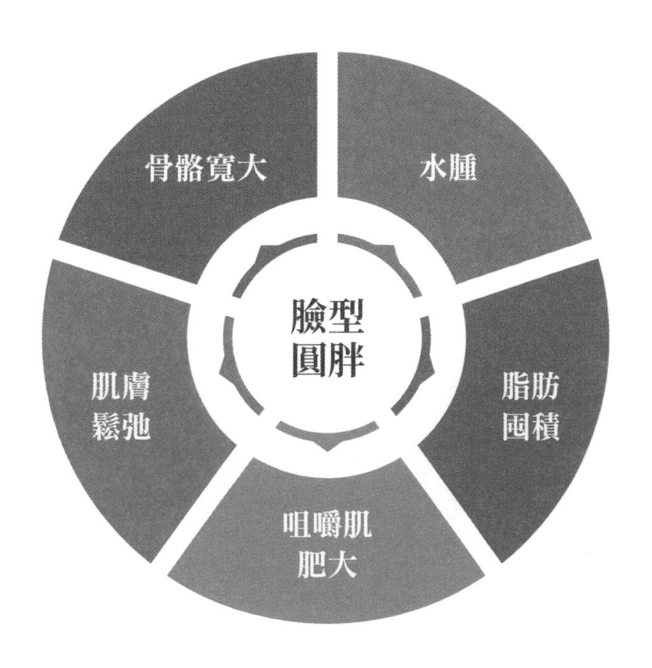

ARTICLE 02

預防方法

減少食用有咬勁的食物

較硬或有咬勁的食物，如口香糖、魷魚絲、肉乾等，需要經常運動咀嚼肌，就會使咀嚼肌變得發達，進而影響臉型。

少吃重口味的食物

重口味的食物多半太鹹，而太鹹的食物容易讓體內的水分滯留，無法正常代謝，造成雙腳水腫，甚至眼皮浮腫。

時常面帶笑容

面帶笑容不只讓人有親切感，還可以鍛鍊臉部肌肉，避免臉部肌肉鬆弛，造成脂肪囤積，變成蘋果臉或嬰兒肥。

ARTICLE 03

美容穴道

STEP / 01 攢ㄗㄢˇ竹穴

工具 / 1 號筷鋮、推筋棒

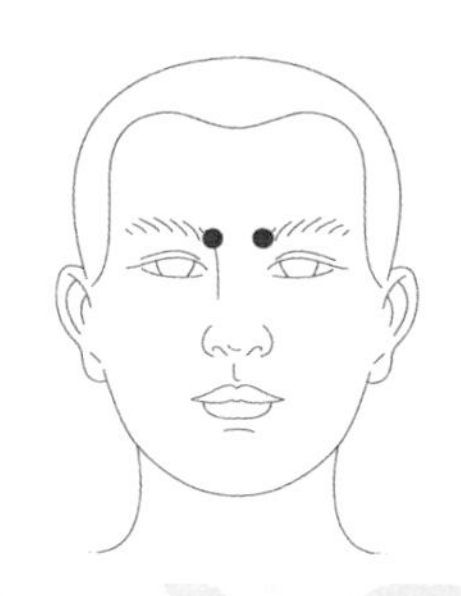

穴道位置 位於眉毛內側邊緣的凹陷處。

取穴技巧 用手指按在眉毛內側邊緣的凹陷處取穴。

按摩法

拿 1 號筷鋮 → 按、壓眉毛兩側穴位，並採呼吸法 → 拿推筋棒圓角邊 → 從穴位沿著眉毛推至眉毛尾端 → 左側 20 下 → 右側 20 下。

呼吸法

採坐姿 → 腹式呼吸（一吸一呼算 1 次）→ 重複動作 10 次。

STEP / 02 頰車穴

工具 / 中指指腹

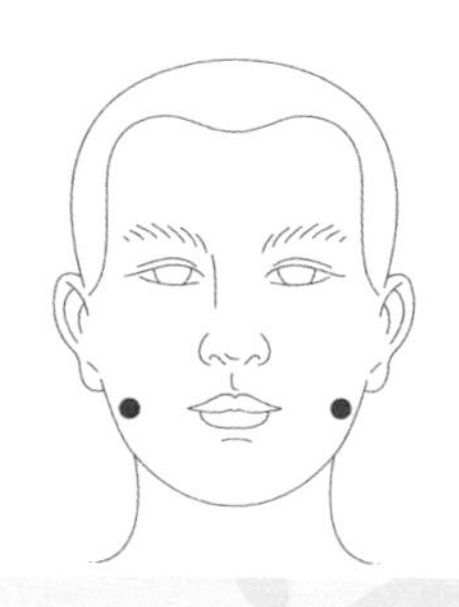

穴道位置 位於咬緊牙根後，臉頰隆起處。

取穴技巧 牙齒用力緊咬，用手指按在隆起處取穴。

按摩法

用雙手中指指腹 → 按、壓、揉兩側穴位，並採呼吸法 → 每次 15 秒 → 3 次。

呼吸法

嘴巴張開、張大 → 下顎左右搖動。

02

- 美體 Body -

黑眼圈

Dark circles

當臉部肌膚失去足夠的水分和營養，或是血液循環變差，或是新陳代謝的能力下降，就會變得黯淡且蠟黃，並使眼部周圍的色素沉澱，形成黑眼圈，讓人看起來無精打采且顯得老態。

消除黑眼圈的方法，可以從改善生活作息開始做起，養成均衡飲食和充足睡眠，並搭配適度運動和穴道按摩，可以有效促進血液循環和新陳代謝，讓身體保持健康，除此之外，平時加強眼部肌膚的防曬和保濕，並徹底清潔眼部彩妝，做好日常的肌膚護理，也能避免肌膚缺水或眼妝色素沉澱的情況發生，但清潔和保養時動作務必要輕柔，以免造成眼部微血管破裂，或產生皺紋性黑眼圈。

◆ 穴道按摩流程及動態影片 QR code

黑眼圈穴道按摩流程

攢竹穴

睛明穴

魚腰穴

承泣穴

ARTICLE 01
造成原因

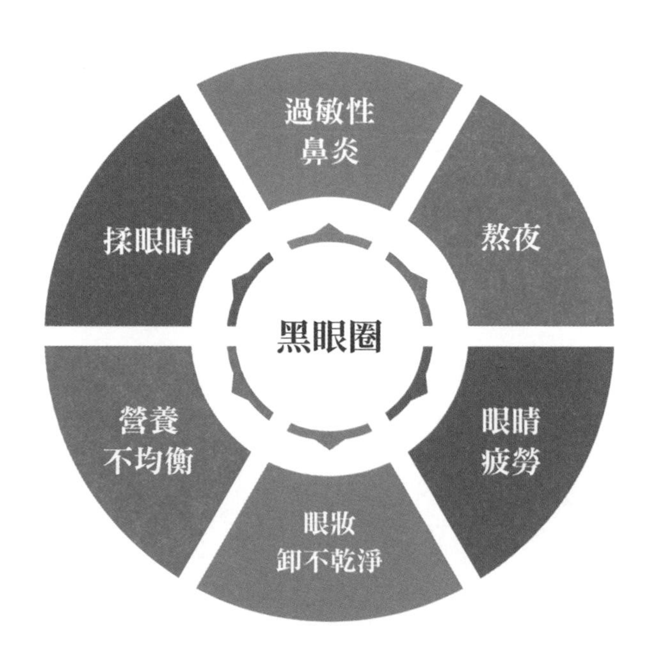

ARTICLE 02
預防方法

適時放鬆眼睛

每隔 1 小時左右，就要讓眼睛休息 5 ～ 10 分鐘，可以進行遠眺和眼球運動，避免眼睛使用過度，影響眼部血液循環，造成眼睛疲勞。

飲食均衡且多喝水

均衡飲食能補充身體所需的營養，再配合白天多喝水，少喝含酒精及咖啡因的飲料，可以有效預防黑眼圈。

眼妝確實卸乾淨

若長期未確實卸妝，會造成色素沉澱，影響眼部肌膚的顏色，因此務必確實卸妝，並注意卸妝的動作不要太用力，避免傷到眼部微血管。

養成規律的睡眠時間

每日按時就寢和起床，並降低光線、噪音和室溫等環境干擾，維持舒適的睡眠環境，讓身體有穩定且充足的休息時間，避免過度勞累和緊張。

適當按摩穴道

正確且適當的按摩穴道，有助於改善黑眼圈。

ARTICLE 03 美容穴道

STEP／01 攢ㄗㄢˇ竹穴

工具／1號筷鍼、推筋棒

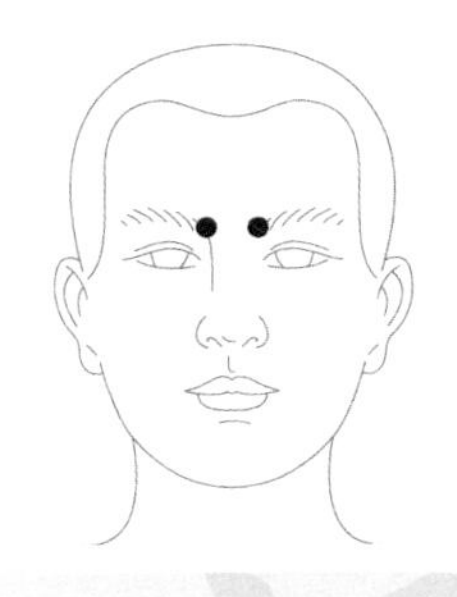

穴道位置 位於眉毛內側邊緣的凹陷處。

取穴技巧 用手指按在眉毛內側邊緣的凹陷處取穴。

按摩法

拿1號筷鍼→按、壓眉毛兩側穴位，並採呼吸法→拿推筋棒圓角邊→從穴位沿著眉毛推至眉毛尾端→左側20下→右側20下。

呼吸法

採坐姿→腹式呼吸（一吸一呼算1次）→重複動作10次。

流程

STEP ／ 02　睛明穴

工具／食指指腹

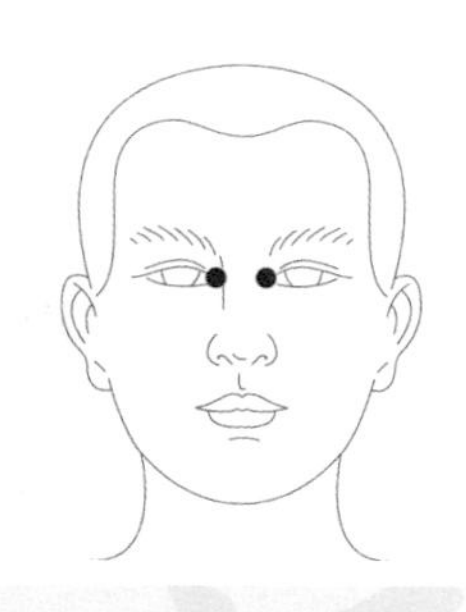

穴道位置　位於眼睛內側的凹陷處。

取穴技巧　用手指按在眼睛內側的凹陷處取穴。

按摩法

用雙手食指指腹 ⊖ 按、揉雙眼穴位（不可用力揉），並採呼吸法 ⊖ 2 分鐘。

呼吸法

採坐姿 ⊖ 閉目養神、全身放鬆 ⊖ 腹式呼吸。

STEP ／ 03　魚腰穴

工具／1 號筷鋮

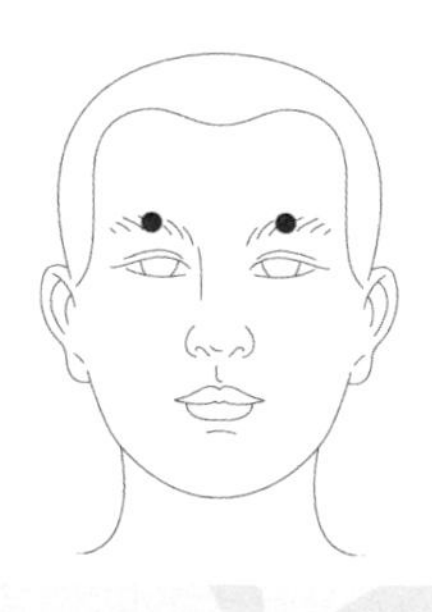

穴道位置　位於眉毛正中央的位置。

取穴技巧　用手指按在眉毛正中央的位置取穴。

按摩法

拿 1 號筷鋮 ⊖ 按、壓眉毛兩側穴位，並採呼吸法。

呼吸法

採坐姿 ⊖ 腹式呼吸（一吸一呼算 1 次）⊖ 重複動作 10 次。

STEP / 04 承泣穴

工具／食指指腹

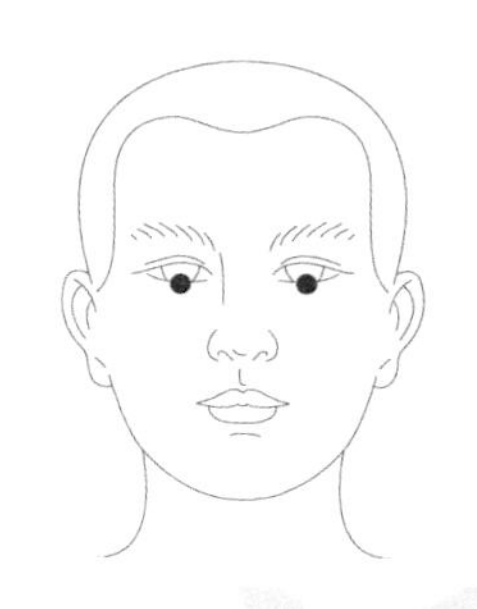

穴道位置 位於眼睛正中央的下方凹陷處。

取穴技巧 用手指按在眼睛正中央的下方凹陷處取穴。

按摩法

用雙手食指指腹→按、壓、揉雙眼穴位（不可用力揉），並採呼吸法→2分鐘→搓熱手掌心後，輕按在雙眼上。

呼吸法

採坐姿→閉目養神、全身放鬆→腹式呼吸。

Tip 筷鍼較硬，按、壓承泣穴或睛明穴時，容易造成瘀血；手指指腹柔軟且有溫度，按摩效果較好。

03

- 美體 Body -

消眼袋

Eliminate bags under the eyes

隨著年齡增長，眼部器官老化，就容易出現眼袋，是正常的生理現象，然而，隨著生活型態的改變，不少人年紀輕輕就已出現眼袋，給人沒有朝氣、年紀大的觀感，所以有的人選擇醫美治療，但大多數的情況，其實不需要醫美治療也能改善。

出現眼袋的原因有很多，對於年輕人來說最常見的原因是睡眠不足、用眼過度、高度近視、飲食不均衡等，使得眼部長期受到不良影響，缺乏保養，進而形成眼袋，因此只要改變生活習慣，並適當的穴道按摩，就能有效消除眼袋，也能預防眼袋出現，但如果眼袋是因為基因遺傳、腎臟疾病、懷孕期間等，就需要依情況對症下藥，才能有效消除眼袋。

◆ 穴道按摩流程及動態影片 QR code

消眼袋
穴道按摩流程

厲兌穴

湧泉穴

足三里穴

攢竹穴

承泣穴

ARTICLE 01

造成原因

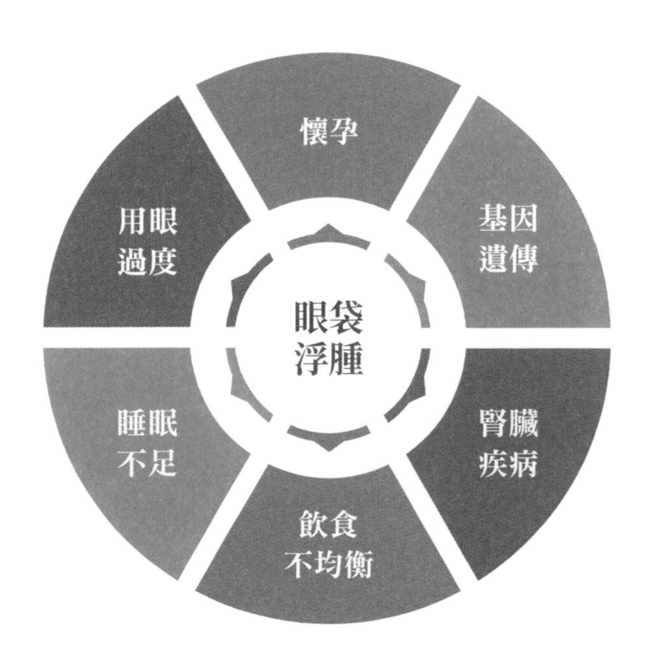

ARTICLE 02

預防方法

適時放鬆眼睛

每隔 1 小時左右，就要讓眼睛休息 5 ～ 10 分鐘，可以進行遠眺和眼球運動，避免眼睛使用過度，而感到不適。

睡前半小時少喝水

臨睡前喝太多水，會讓有些人隔天早上出現眼袋浮腫的狀況，但睡前適量的飲水，有助於滋潤呼吸道，避免喉嚨或嘴唇過乾，而影響睡眠，所以睡前建議喝少量的水即可。

少吃重口味的食物

重口味的食物多半太鹹，而太鹹的食物容易讓體內的水分滯留，無法正常代謝，造成雙腳水腫，甚至眼皮浮腫。

養成規律的睡眠時間

每日按時就寢和起床，並降低光線、噪音和室溫等環境干擾，維持舒適的睡眠環境，讓身體有穩定且充足的休息時間，避免過度勞累和緊張。

適當按摩穴道

正確且適當的按摩穴道，促進血液循環，有助於消除眼袋。

ARTICLE 03 美容穴道

STEP／01 厲兌穴

工具／1 號筷鍼

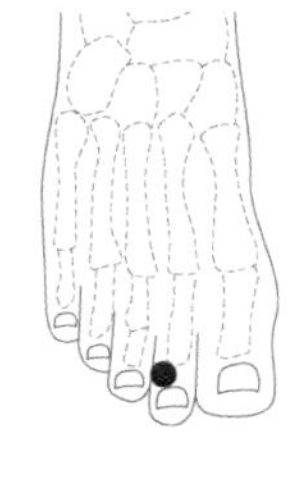

穴道位置　位於腳部第二趾的趾甲外側邊緣下方處。

取穴技巧　用手指按在腳部第二趾的趾甲外側邊緣下方處取穴。

按摩法

拿 1 號筷鍼 ⊖ 按、壓左腳穴位，並採呼吸法 ⊖ 換右腳並重複動作。

呼吸法

採坐姿，腿伸直放在等高的椅子上 ⊖ 閉目養神、全身放鬆 ⊖ 腹式呼吸（一吸一呼算 1 次）⊖ 重複動作 10 次。

STEP／02 湧泉穴

工具／1 號筷鍼

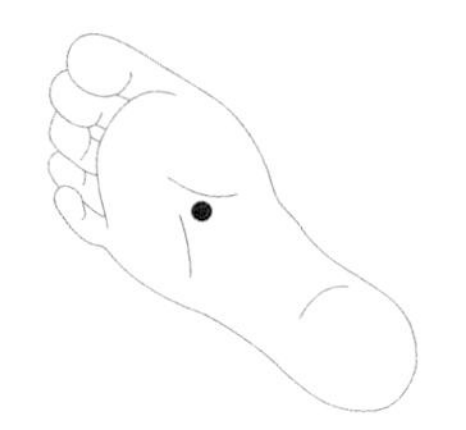

穴道位置　位於腳底的凹陷處。

取穴技巧　用手指按在腳底的凹陷處取穴。

按摩法

拿 1 號筷鍼 ⊖ 按、壓左腳穴位，並採呼吸法 ⊖ 換右腳並重複動作。

呼吸法

採坐姿，腿伸直放在等高的椅子上 ⊖ 腹式呼吸（一吸一呼算 1 次）⊖ 重複動作 10 次。

STEP／03 足三里穴

工具／1 號筷鍼

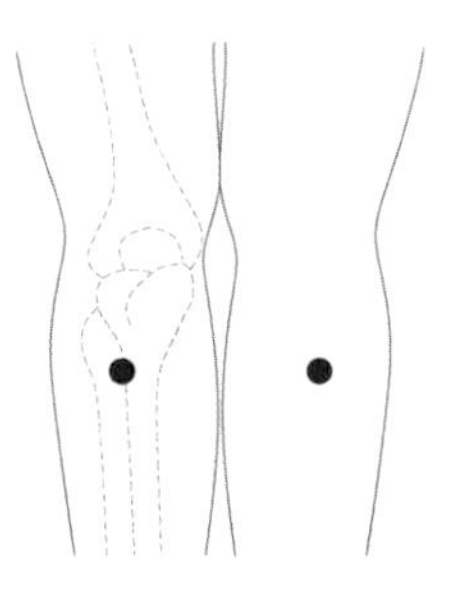

穴道位置　位於小腿外側，犢鼻穴下方的骨頭向下四橫指寬，再向外一個拇指橫寬處。

取穴技巧　膝蓋彎曲成直角，用手指按在犢鼻穴下方的骨頭向下四橫指寬，再向外一個拇指橫寬處取穴。

按摩法　拿 1 號筷鍼 ⊖ 按、壓兩腿穴位，並採呼吸法。

呼吸法

採坐姿，屈膝成直角 ⊖ 腹式呼吸（一吸一呼算 1 次）⊖ 重複動作 10 次。

STEP / 04 攢ㄗㄢˊ竹穴

工具／1號筷鋮、推筋棒

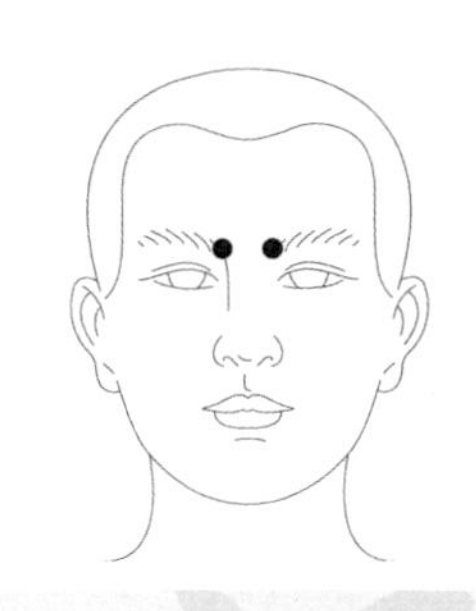

穴道位置 位於眉毛內側邊緣的凹陷處。

取穴技巧 用手指按在眉毛內側邊緣的凹陷處取穴。

按摩法

拿1號筷鋮 → 按、壓眉毛兩側穴位，並採呼吸法 → 拿推筋棒圓角邊 → 從穴位沿著眉毛推至眉毛尾端 → 左側20下 → 右側20下。

呼吸法

採坐姿 → 腹式呼吸（一吸一呼算1次）→ 重複動作10次。

STEP / 05 承泣穴

工具／食指指腹

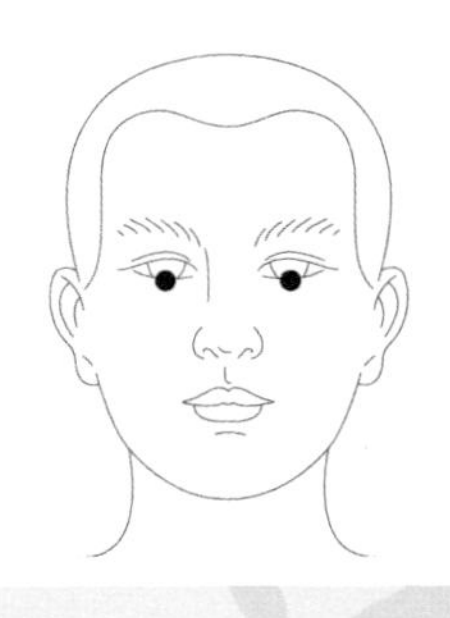

穴道位置 位於眼睛正中央的下方凹陷處。

取穴技巧 用手指按在眼睛正中央的下方凹陷處取穴。

按摩法

用雙手食指指腹 → 按、壓、揉雙眼穴位（不可用力揉），並採呼吸法 → 2分鐘 → 搓熱手掌心後，輕按在雙眼上。

呼吸法 採坐姿 → 閉目養神、全身放鬆 → 腹式呼吸。

Tip 筷鋮較硬，按、壓承泣穴或睛明穴時，容易造成瘀血；手指指腹柔軟且有溫度，按摩效果較好。

04

- 美體 Body -

改善膚質

Improve skin texture

現代人的生活步調快速，尤其是上班族，加班熬夜、三餐不定時、飲食不均衡、缺乏運動等狀況，不只會影響身體健康，還容易引起各種疾病，並使得臉色變得暗沉、肌膚失去光澤，讓人看起來沒有精神，甚至給人比實際年齡還大的印象。

改善膚質的最好方法，就是從調整生活作息做起，養成均衡飲食、適度運動和充足睡眠，並做好日常的肌膚護理讓身體保持健康狀態，再搭配適當的穴道按摩，促進臉部血液循環和新陳代謝，讓臉部肌膚恢復正常機能，臉色自然就能變得紅潤有光澤，還能延緩肌膚因老化而鬆弛的問題，達到美容護膚的效果。

◆穴道按摩流程及動態影片 QR code

改善膚質
穴道按摩流程

曲池穴

合谷穴

攢竹穴

極泉穴

陰陵泉穴

ARTICLE 01
造成原因

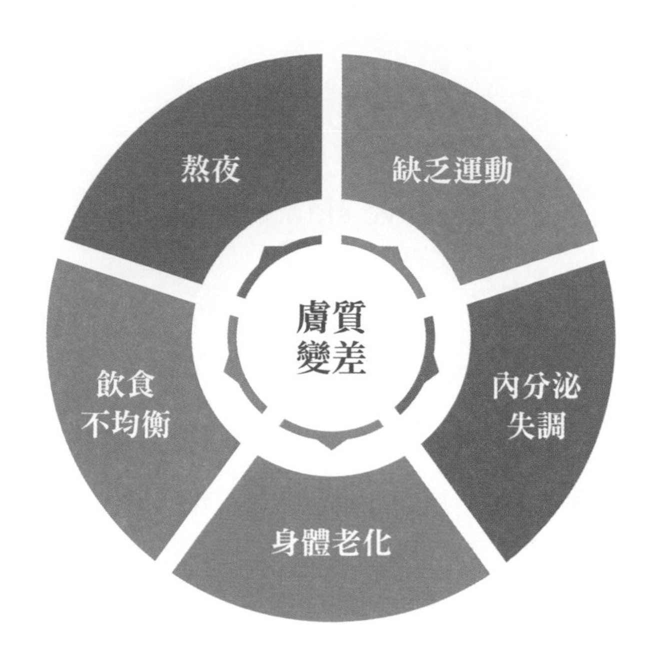

ARTICLE 02
預防方法

飲食均衡且多喝水

每日攝取足夠的營養和水分，不只可以促進新陳代謝，還可以增強腸胃機能，利於正常排便。

注意肌膚的日常護理

每日用溫水和溫和性質的潔膚用品，清除堆積在毛孔中的灰塵和油脂，避免毛孔阻塞而冒痘痘，並使用合適的乳液，保持肌膚水潤有彈性。

養成規律的睡眠時間

每日按時就寢和起床，並降低光線、噪音和室溫等環境干擾，維持舒適的睡眠環境，讓身體有穩定且充足的休息時間，避免過度勞累和緊張。

養成運動的習慣

適度的運動可以燃燒多餘的脂肪，還可以促進血液循環，因此建議每週至少 3 次，每次至少 30 分鐘，從事有助於塑身的有氧運動，如游泳、慢跑等。

適當按摩穴道

正確且適當的按摩穴道，能刺激臉部血液循環，有效改善膚質。

ARTICLE 03 美容穴道

STEP／01 曲池穴

工具／1 號筷鋮

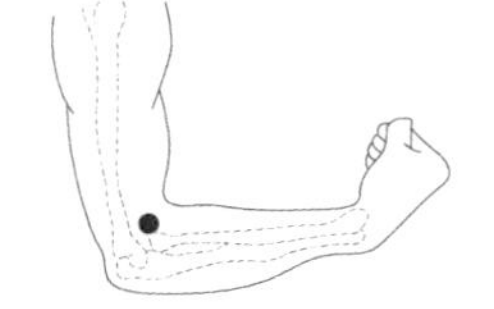

穴道位置 位於手肘橫紋外側的盡頭處。

取穴技巧 手臂彎曲，用手指按在手肘橫紋外側的盡頭處取穴。

按摩法

拿 1 號筷鋮 ⊖ 按、壓左手穴位，並採呼吸法（筷鋮不離穴位）⊖ 換右手並重複動作。

呼吸法

吸氣時，雙手舉高至耳邊；呼氣時，雙手放下，肩膀放鬆（一吸一呼算 1 次）⊖ 重複動作 10 次。

STEP / 02 合谷穴

工具／2 號筷鋮

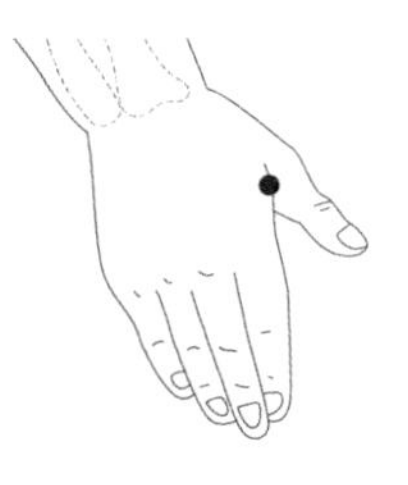

穴道位置　位於手背，拇指與食指之間虎口的凹陷處。

取穴技巧　拇指與食指呈V字型，用另一手的拇指關節橫紋按在虎口上，在拇指指尖觸碰到的位置取穴。

按摩法

拿2號筷鋮→按、壓、揉左手穴位，並採呼吸法→每次5秒後，停一下→20次→換右手並重複動作。

呼吸法

採坐姿，掌心向下→腹式呼吸。

STEP / 03 攢竹穴

工具／1 號筷鋮、推筋棒

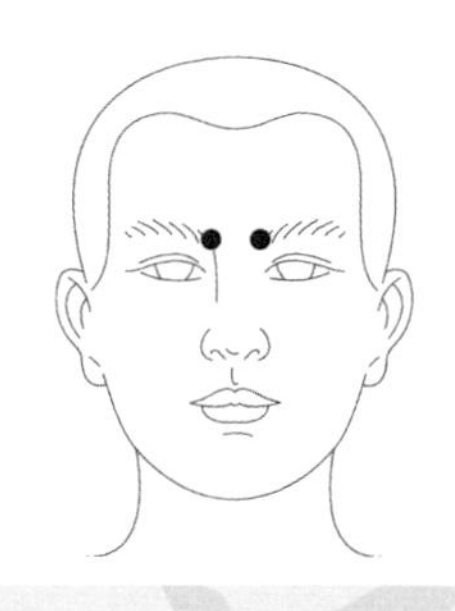

穴道位置　位於眉毛內側邊緣的凹陷處。

取穴技巧　用手指按在眉毛內側邊緣的凹陷處取穴。

按摩法

拿1號筷鋮→按、壓眉毛兩側穴位，並採呼吸法→拿推筋棒圓角邊→從穴位沿著眉毛推至眉毛尾端→左側20下→右側20下。

呼吸法

採坐姿→腹式呼吸（一吸一呼算1次）→重複動作10次。

STEP / 04 極泉穴

工具 / 中指指腹

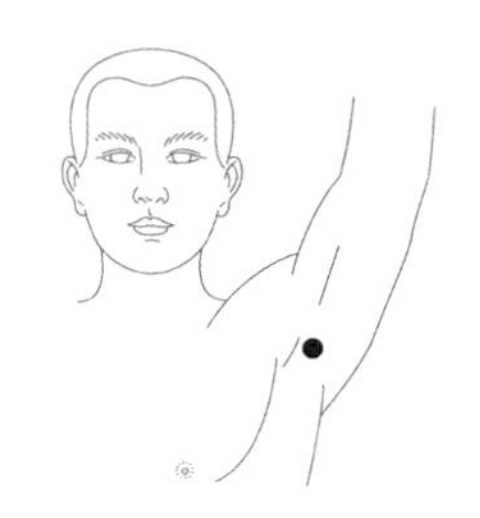

穴道位置　位於腋窩正中央的凹陷處。

取穴技巧　手臂向上舉，用手指按在腋窩正中央的凹陷處取穴。

按摩法

用右手中指指腹 ⊖ 按、壓、揉左手穴位，並採呼吸法 ⊖ 每次 2 秒後，停一下 ⊖ 20 次 ⊖ 換右手並重複動作。

呼吸法

手臂向上舉 ⊖ 腹式呼吸。

STEP / 05 陰陵泉穴

工具 / 4 號筷鋮

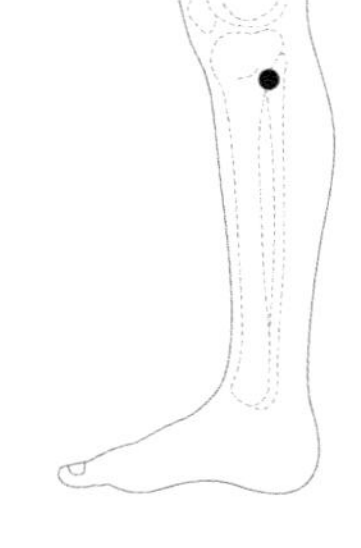

穴道位置　位於小腿內側，膝蓋內側旁隆起部位的下緣凹陷處。

取穴技巧　膝蓋彎曲成直角，用手指按在膝蓋內側隆起部位的下緣凹陷處取穴。

按摩法

拿 4 號筷鋮 ⊖ 按、壓左腳穴位，並採呼吸法 ⊖ 換右腳並重複動作。

呼吸法

採坐姿，屈膝成直角 ⊖ 腹式呼吸（一吸一呼算 1 次）⊖ 重複動作 10 次。

05

- 美體 Body -

瘦手臂

Slim arms

上手臂鬆垮下垂的肌肉，經常會隨著動作晃動，因而有「蝴蝶袖」的別稱，然而名字雖美，卻讓不少人感到尷尬，而手臂線條的走向還會影響觀感，讓人的上半身顯得肥胖或壯碩，另外也會影響夏季衣服的選擇，對於不少女性可說是夏季的困擾。

想要改善手臂線條，平時就要保持運動的習慣，可以從拖地、掃地、提取重物等需要運用雙臂的家務開始養成，以此鍛鍊手臂肌肉，但要注意運動強度和訓練方式，以免造成運動傷害，或是練成粗壯的手臂，另外，平時久坐辦公室，除了要注意姿勢，並適時放鬆緊繃的肩頸肌肉外，可以進行伸展運動或穴道按摩，促進上半身的血液循環，避免水分和脂肪囤積，這樣配合運動鍛鍊，才能更有效的瘦手臂。

◆ 穴道按摩流程及動態影片 QR code

瘦手臂
穴道按摩流程

天宗穴

曲池穴

極泉穴

手臂阿是穴（外側）

手臂阿是穴（內側）

ARTICLE 01

造成原因

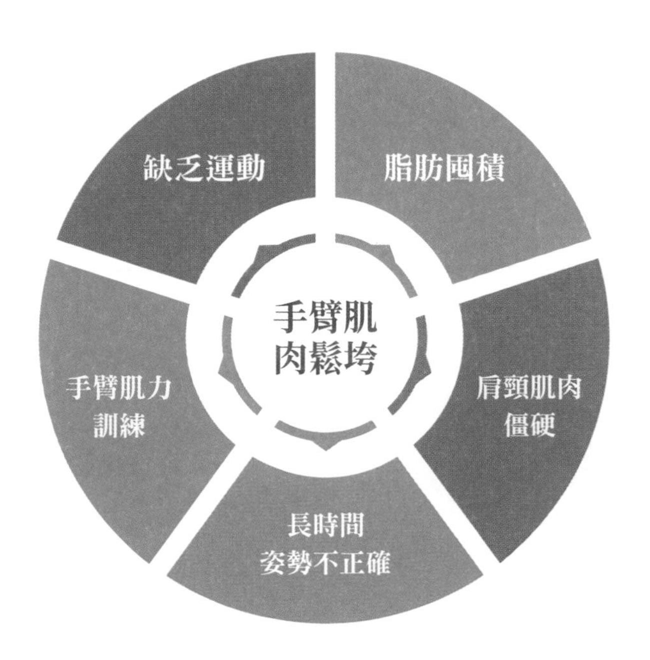

ARTICLE 02

預防方法

避免過度伏地挺身

伏地挺身可以有效鍛鍊手腕與肩膀的肌肉，但訓練過度會使肌肉變粗壯，因此要瘦手臂，就需要調整訓練的強度。

適時舒展肩頸肌肉

長時間久坐久站，會影響血液循環，容易造成脂肪囤積，因此每隔 1 小時，需休息 5 ～ 10 分鐘，並轉動肩膀或做伸展運動，舒緩緊繃的肩頸肌肉。

飲食均衡且多喝水

每日均衡攝取六大類食物，並補充足夠的水分，不只可以促進新陳代謝，還可以增強腸胃機能，利於正常排便。

養成運動的習慣

適度的運動可以燃燒多餘的脂肪，還可以雕塑身體曲線，因此建議每週至少 3 次，每次至少 30 分鐘，從事有助於塑身的有氧運動，如游泳、慢跑等。

適當按摩穴道

正確且適當的按摩穴道，能促進血液循環，有助於防止脂肪囤積，幫助瘦手臂。

ARTICLE 03 塑身穴道

STEP／01 天宗穴 工具／2 號筷鍼

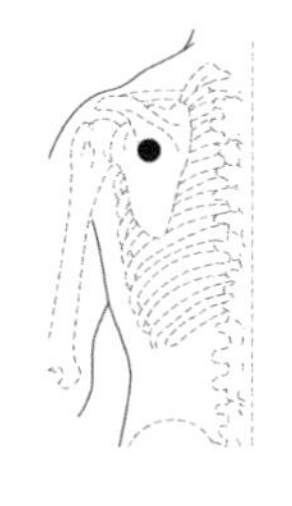
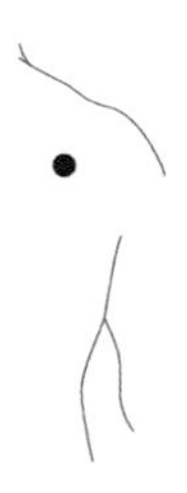

穴道位置 位於背部肩胛骨的中央凹陷處。

取穴技巧 用對側的手繞過肩胛骨隆起處，在中指指尖碰觸到的位置取穴。

按摩法

拿 2 號筷鍼 ⊖ 按、壓背部兩側穴位，並採呼吸法。

呼吸法

吸氣時，雙手舉起至耳邊，呈 75 度角；呼氣時，雙手放下，肩膀放鬆（一吸一呼算 1 次）⊖ 重複動作 10 次。

STEP／02 曲池穴

工具／1 號筷鋮

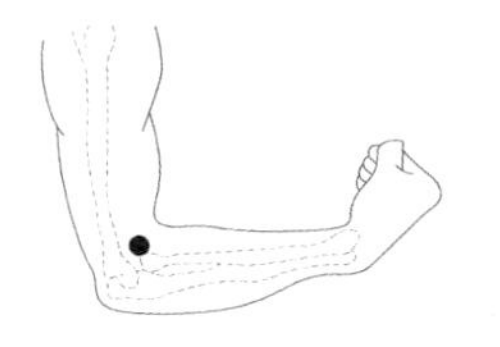

穴道位置　位於手肘橫紋外側的盡頭處。

取穴技巧　手臂彎曲，用手指按在手肘橫紋外側的盡頭處取穴。

按摩法

拿 1 號筷鋮 ⊖ 按、壓左手穴位，並採呼吸法（筷鋮不離穴位）⊖ 換右手並重複動作。

呼吸法

吸氣時，雙手舉高至耳邊；呼氣時，雙手放下，肩膀放鬆（一吸一呼算 1 次）⊖ 重複動作 10 次。

流程

STEP／03 極泉穴

工具／中指指腹

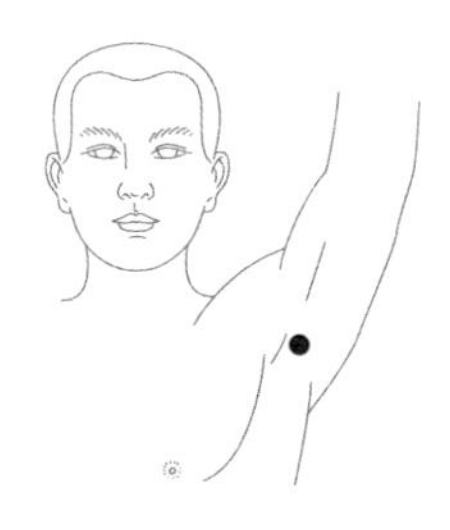

穴道位置　位於腋窩正中央的凹陷處。

取穴技巧　手臂向上舉，用手指按在腋窩正中央的凹陷處取穴。

按摩法

用右手中指指腹 ⊖ 按、壓、揉左手穴位，並採呼吸法 ⊖ 每次 2 秒後，停一下 ⊖ 20 次 ⊖ 換右手並重複動作。

呼吸法

手臂向上舉 ⊖ 腹式呼吸。

流程

STEP / 04 手臂阿是穴（外側）

工具／拇指指腹

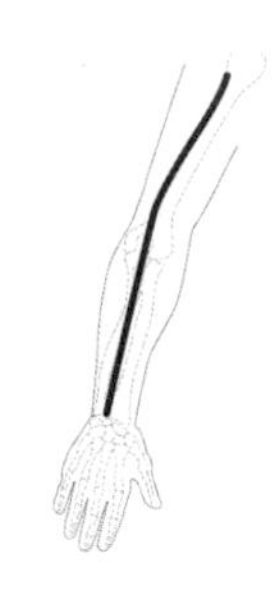

穴道位置　位於三頭肌外側凹陷處，再向下連線至手腕的中央凹陷處的筋絡上。

取穴技巧　掌心向下，用手指從三角肌外側向下按至手腕的中央凹陷處取穴。

按摩法

用右手拇指指腹（四指輔助施力）⊖由上往下，每隔 2～3 公分的位置⊖按、壓、揉左手穴位 10 下，並採呼吸法⊖2 次⊖搓熱手掌心後，搓揉左手穴位⊖換右手並重複動作。

呼吸法

掌心向下⊖全身放鬆⊖腹式呼吸。

STEP / 05 手臂阿是穴（內側）

工具／拇指指腹

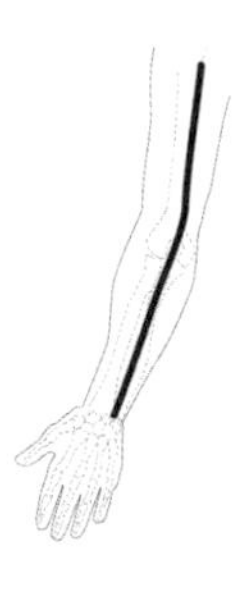

穴道位置　位於上手臂內側凹陷處，再向下連線至手腕橫紋內側凹陷處的筋絡上。

取穴技巧　掌心向上，用手指從上手臂內側向下按至手腕橫紋的內側凹陷處取穴。

按摩法

用右手拇指指腹（四指輔助施力）⊖由上往下，每隔 2～3 公分的位置⊖按、壓、揉左手穴位 10 下，並採呼吸法⊖2 次⊖搓熱手掌心後，搓揉左手穴位⊖換右手並重複動作。

呼吸法

掌心向上⊖全身放鬆⊖腹式呼吸。

06

- 美體 Body -

瘦腰部

Slim waist

現代人因工作會有很長的時間坐在椅子上，長期久坐，再加上缺乏運動和飲食不均衡，就很容易讓腹部四周囤積脂肪，使得腰圍變粗變胖，像是水桶腰或游泳圈，影響身形，也影響穿衣的選擇。

腰部變粗變胖主因是脂肪囤積，所以要減少體內脂肪，才能有效瘦腰部，因此需要調整飲食，避免攝取高糖、高熱量、營養價值較低的食物，養成均衡飲食且多喝水的習慣，有助於促進新陳代謝，以及適度運動的習慣，如快走、慢跑等有氧運動，將體內多餘的脂肪消耗掉，就能有效瘦腰，另外，平時養成抬頭、挺胸、收小腹的良好坐姿，再配合穴道按摩，也能減少囤積在腹部的脂肪，提升塑身的效果。

◆ 穴道按摩流程及動態影片 QR code

瘦腰部
穴道按摩流程

腎俞穴

志室穴

臀部阿是穴

腰部阿是穴

ARTICLE 01
造成原因

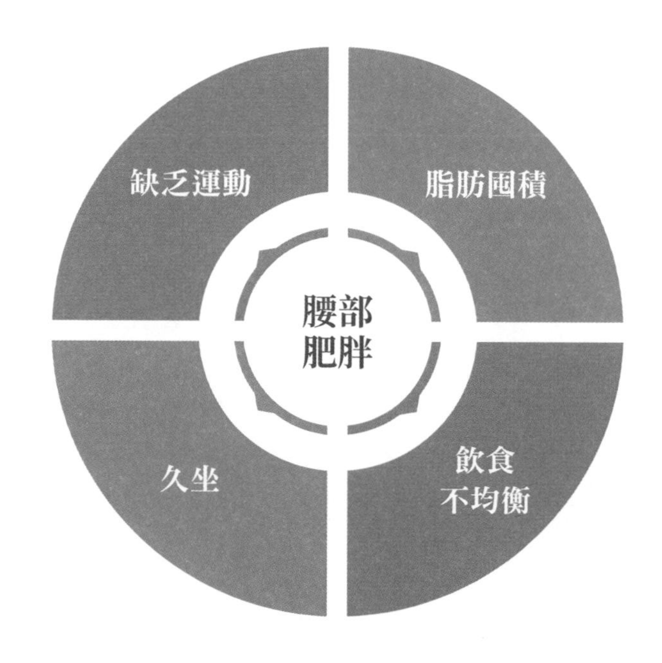

ARTICLE 02
預防方法

適時舒展筋骨

長時間久坐會影響血液循環，因此建議每隔 1 小時左右，就起身活動筋骨，可以進行簡單的伸展運動或按摩，舒緩緊繃的肌肉。

養成良好的坐姿

坐著的時候，養成抬頭、挺胸、收小腹的習慣，能保持腹部肌肉的活力，同時減少脂肪囤積，還可以避免姿勢不良造成的痠痛症狀。

養成運動的習慣

適度的運動可以燃燒多餘的脂肪，還可以雕塑身體曲線，因此建議每週至少 3 次，每次至少 30 分鐘，從事有助於塑身的有氧運動，如游泳、慢跑等。

ARTICLE 03

塑身穴道

STEP / 01 腎俞穴

工具／1 號筷鋮

穴道位置 位於肚臍水平線與脊椎相交點向外兩橫指寬處。

取穴技巧 用手指從肚臍沿著身形向後水平連線至脊椎，再向外兩橫指寬處取穴。

按摩法 拿 1 號筷鋮 ⊖ 按、壓背部兩側穴位，並採呼吸法。

呼吸法

吸氣時，雙手向上舉；呼氣時，雙手放下，肩膀放鬆（一吸一呼算 1 次）⊖ 重複動作 10 次。

STEP / 02 志室穴

工具／1 號筷鋮

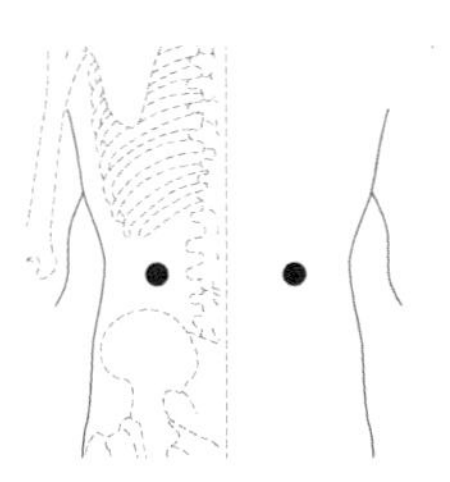

穴道位置 位於肚臍水平線與脊椎相交點向外四橫指寬的位置。

取穴技巧 用手指從肚臍沿著身形向後水平連線至脊椎，再向外四橫指寬處取穴。

按摩法 拿 1 號筷鋮 ⊖ 按、壓背部兩側穴位，並採呼吸法。

呼吸法

吸氣時，雙手向上舉；呼氣時，雙手放下，肩膀放鬆（一吸一呼算 1 次）⊖ 重複動作 10 次。

STEP／03 臀部阿是穴

工具／2號筷鋮

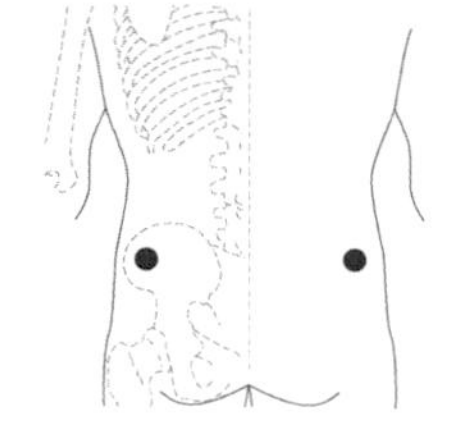

穴道位置 位於臀部最高點的位置。

取穴技巧 雙手手指向下，放在兩側臀部最高點的位置，在掌根觸碰到的隆起處取穴。

按摩法

拿2號筷鋮→按、壓臀部左側穴位，並採呼吸法→換右側並重複動作。

呼吸法

採站姿，右手扶牆→吸氣時，左腿向內側抬起，呈45度角；呼氣時，恢復原狀（一吸一呼算1次）→5次→換右腿並重複動作。

STEP／04 腰部阿是穴

工具／2號筷鋮

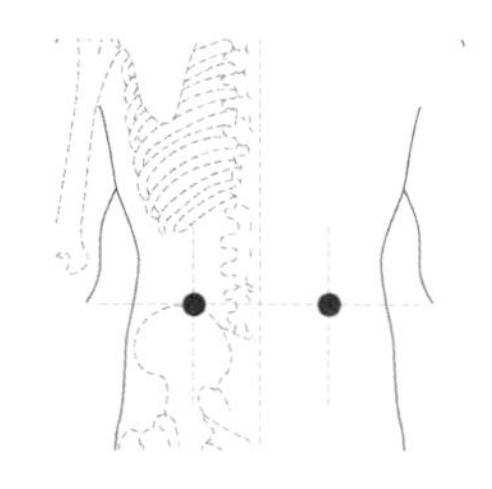

穴道位置 位於髖(ㄎㄨㄢ)骨尖端水平連線至脊椎向外四橫指寬處。

取穴技巧 用手指按在髖骨尖端水平連線至脊椎向外四橫指寬處取穴。

按摩法

拿2號筷鋮→按、壓背部兩側穴位，並採呼吸法。

呼吸法

採站姿→吸氣時，雙手向上舉；呼氣時，恢復原狀→10次→吸氣時，雙手向上舉，身體向左轉；呼氣時，恢復原狀→吸氣時，雙手向上舉，身體向右轉；呼氣時，恢復原狀→吸氣時，雙手向上舉，身體向前彎；呼氣時，恢復原狀。

07

- 美體 Body -

消腹部

Flatten the belly

現代人大多數的時間都待在室內，而在室內多半是坐著看電視、用電腦或滑手機，長時間維持相同的姿勢不動，會使肌肉變僵硬，血液循環變差，如果再加上駝背坐姿、缺乏運動和暴飲暴食等不良習慣，腹部就容易囤積脂肪，造成腹部凸出，同時也會影響腸胃機能，造成便秘、胃痛、食慾不振等症狀。

凸出的腹部，不但會影響美觀，還會影響身體健康，因此調整飲食習慣，減少脂肪與碳水化合物的攝取量，並養成定期快走、慢跑、游泳等有氧運動，消耗體內多餘的脂肪，再配合穴道按摩，促進新陳代謝和血液循環，就可以有效消除凸出的腹部。

◆ 穴道按摩流程及動態影片 QR code

消腹部
穴道按摩流程

巨闕穴＋中脘穴

下脘穴

水分穴

氣海穴＋關元穴

天樞穴

歸來穴

推、揉腹部筋絡

ARTICLE 01
造成原因

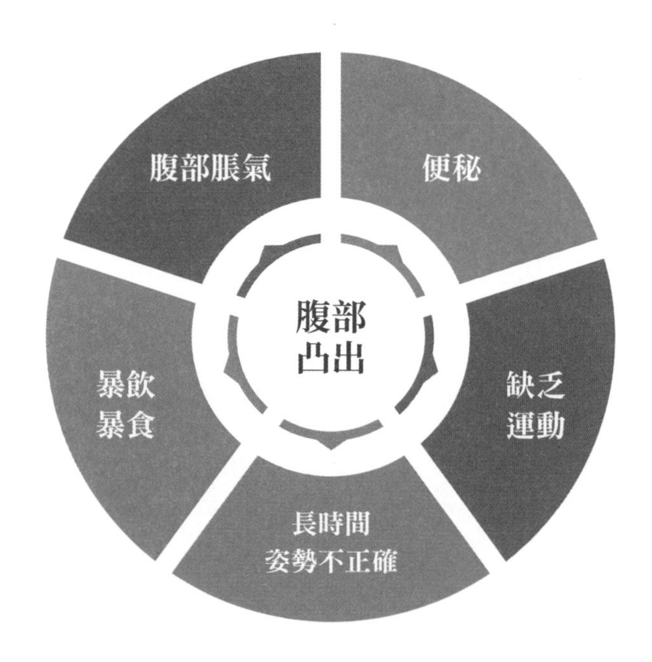

ARTICLE 02
預防方法

保持正確的姿勢

不正確的姿勢，容易造成骨盆歪斜，使腹部周圍囤積脂肪。良好的站姿是頭、頸、肩、臀部到腳底呈一直線；坐姿是背部平靠椅背，雙腳平放地面。

飲食定時定量

三餐定時定量且細嚼慢嚥，或採取少量多餐的方式，讓用餐的間隔時間合理不過長，避免餓過頭或吃過飽，造成腸胃不適。

飲食均衡且多喝水

每日攝取足夠的營養和水分，不只可以促進新陳代謝，還可以增強腸胃機能，利於正常排便。

養成運動的習慣

適度的運動可以增強腸胃功能，促進消化液分泌，也能舒緩壓力，因此建議每週至少 3 次，每次至少 30 分鐘，從事喜歡的運動項目，以保持身心健康。

ARTICLE 03 塑身穴道

STEP／01 巨闕ㄑㄩㄝˋ穴＋中脘穴　　工具／1 號筷鍼

◎ 巨闕穴

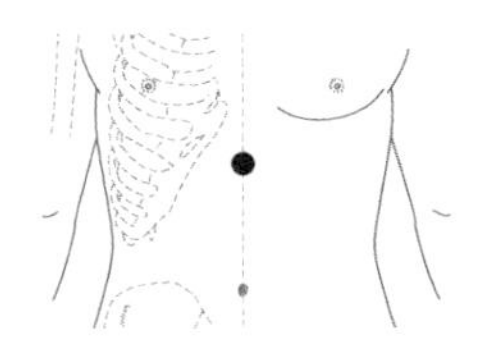

穴道位置　位於肚臍向上七橫指寬處。

取穴技巧　用手指按在肚臍向上七橫指寬處取穴。

◎ 中脘穴

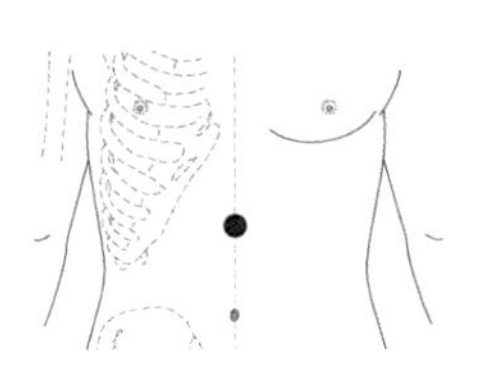

穴道位置　位於肚臍向上五橫指寬處。

取穴技巧　用手指按在肚臍向上五橫指寬處取穴。

按摩法

雙手拿 1 號筷鋮 ⊖ 右手按、壓巨闕穴；左手按、壓中脘穴，並採呼吸法。

呼吸法

採站姿 ⊖ 吸氣時，肚子脹起；呼氣時，肚子收縮，肩膀放鬆（一吸一呼算 1 次）⊖ 重複動作 10 次。

STEP / 02 下脘穴

工具 / 1 號筷鋮

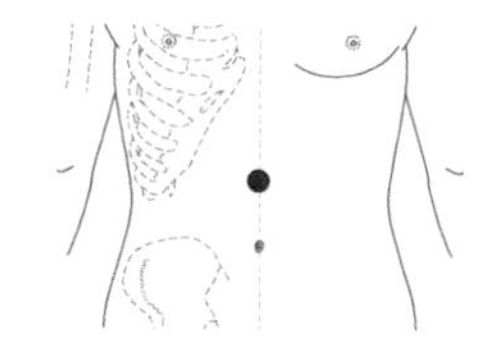

穴道位置 位於肚臍向上三橫指寬處。

取穴技巧 用手指按在肚臍向上三橫指寬處取穴。

按摩法

拿 1 號筷鋮 ⊖ 按、壓穴位，並採呼吸法。

呼吸法

採站姿 ⊖ 吸氣時，肚子脹起；呼氣時，肚子收縮，肩膀放鬆（一吸一呼算 1 次）⊖ 重複動作 10 次。

STEP／03 水分穴　　工具／1 號筷鍼

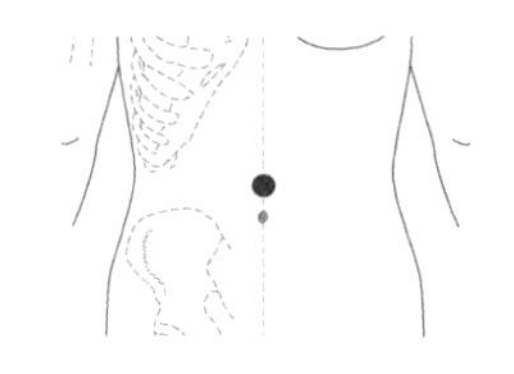

穴道位置　位於肚臍向上一個拇指橫寬處。

取穴技巧　用手指按在肚臍向上一個拇指橫寬處取穴。

按摩法

拿 1 號筷鍼 ⊖ 按、壓穴位，並採呼吸法。

呼吸法

採站姿 ⊖ 吸氣時，肚子脹起；呼氣時，肚子收縮，肩膀放鬆（一吸一呼算 1 次）⊖ 重複動作 10 次。

STEP／04 氣海穴＋關元穴　　工具／1 號筷鍼

◉ 氣海穴

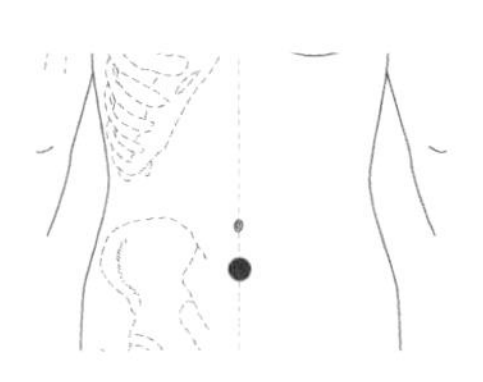

穴道位置　位於肚臍向下兩橫指寬處。

取穴技巧　用手指按在肚臍向下兩橫指寬處取穴。

◉ 關元穴

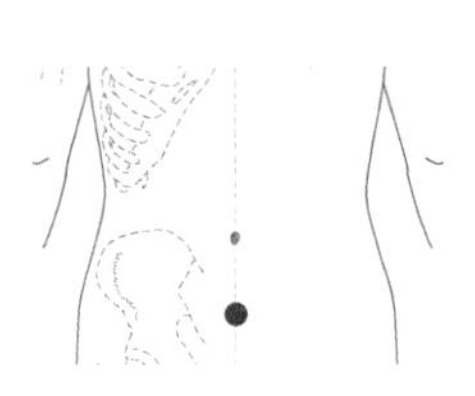

穴道位置　位於肚臍向下四橫指寬處。

取穴技巧　用手指按在肚臍向下四橫指寬處取穴。

ⓘ 按摩法

雙手拿 1 號筷鍼 ⊝ 右手按、壓氣海穴；左手按、壓關元穴（由下往上斜插），並採呼吸法。

呼吸法

採站姿 ⊝ 吸氣時，肚子脹起；呼氣時，肚子收縮，肩膀放鬆（一吸一呼算 1 次）⊝ 重複動作 10 次。

STEP ／ 05 天樞穴

工具／1 號筷鍼

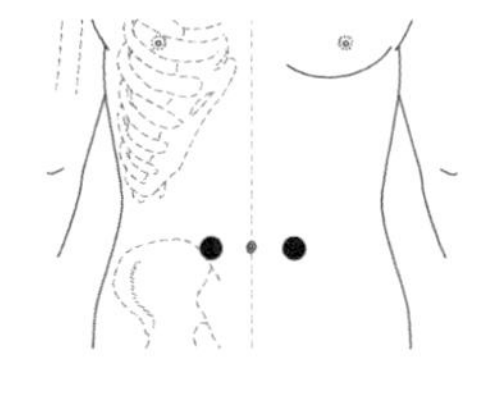

穴道位置	位於肚臍向外三橫指寬處。
取穴技巧	用手指按在肚臍向外三橫指寬處取穴。

ⓘ 按摩法

拿 1 號筷鍼 ⊝ 按、壓腹部兩側穴位（由外往內斜插），並採呼吸法。

呼吸法

採站姿 ⊝ 腹式呼吸（一吸一呼算 1 次）⊝ 重複動作 10 次。

STEP／06 歸來穴

工具／1 號筷鍼

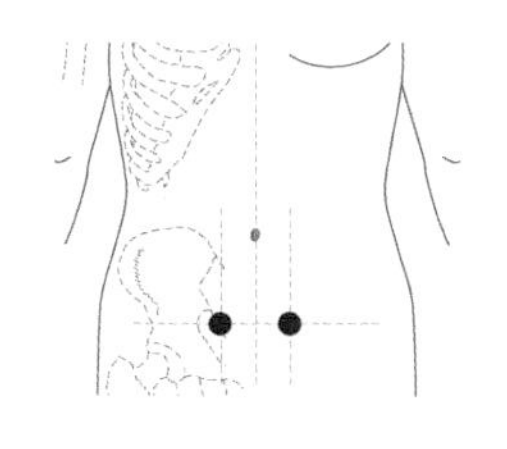

穴道位置 位於肚臍向下五橫指寬，再向外兩橫指寬處。

取穴技巧 用手指按在肚臍向下五橫指寬，再向外兩橫指寬處取穴。

按摩法

拿 1 號筷鍼 → 按、壓腹部兩側穴位（由外往內斜插），並採呼吸法。

呼吸法

採站姿 → 吸氣時，肚子脹起；呼氣時，肚子收縮，肩膀放鬆（一吸一呼算 1 次）→ 重複動作 10 次。

08

- 美體 Body -

瘦臀部

Slim down the buttocks

現代人因為生活便利，體能勞動的機會減少，大部分的時間都待在室內，如果再加上長時間久坐、缺乏運動、吃得過多等不良的生活習慣，就容易讓臀部囤積脂肪，不只會影響美觀，還會造成下半身血液循環不良，進而引起腰痛、腳底水腫等症狀，因此不論男女老少，都要注意臀圍的大小。

瘦臀部的主要方法就是少坐多動，並配合穴道按摩和調整飲食，讓下半身的血液循環保持正常，因為當血液循環不良時，體內會變得寒冷，身體為了保護重要器官不受寒，就會讓脂肪附著在皮下、內臟或血管壁上，所以促進血液循環是瘦臀部的必要條件。如果想要進一步雕塑臀部線條，可以透過肌力運動，鍛鍊臀部到大腿的肌肉，讓臀部變得緊實，也會讓身體的線條變得好看。

◆ 穴道按摩流程及動態影片 QR code

瘦臀部
穴道按摩流程

環跳穴

臀俞穴

臀部阿是穴

ARTICLE 01

造成原因

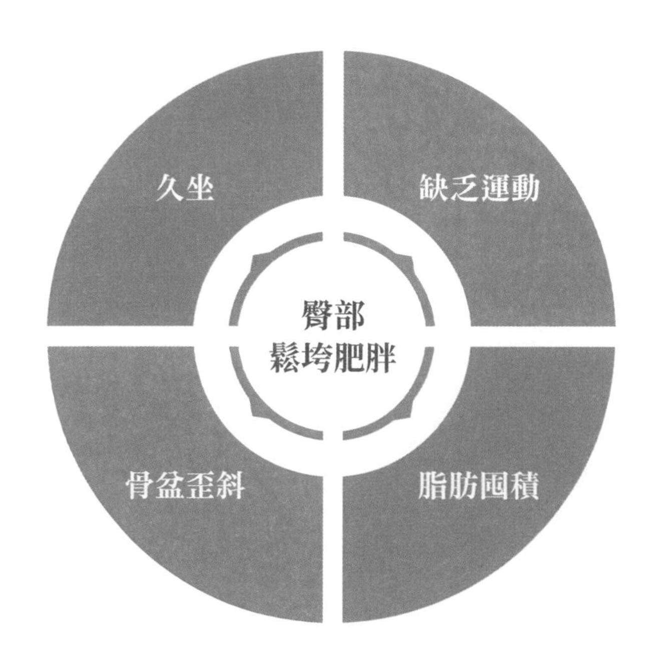

ARTICLE 02

預防方法

適時舒展筋骨

長時間久坐會影響血液循環，因此建議每隔 1 小時左右，就起身活動筋骨，可以進行簡單的伸展運動或按摩，舒緩緊繃的肌肉。

良好的座椅與坐姿

座椅的高度需讓膝蓋與臀部同高，坐下時，背部平靠椅背，雙腳平放地面，避免駝背、肩頸歪斜、翹腳等不良姿勢。

飲食均衡且多喝水

每日均衡攝取六大類食物，並補充足夠的水分，不只可以促進新陳代謝，還可以增強腸胃機能，利於正常排便。

養成運動的習慣

適度的運動可以燃燒多餘的脂肪，還可以雕塑身體曲線，因此建議每週至少 3 次，每次至少 30 分鐘，從事有助於塑身的有氧運動，如游泳、慢跑等。

適當按摩穴道

正確且適當的按摩穴道，能促進血液循環，有助於減少脂肪囤積，幫助瘦臀部。

ARTICLE 03 塑身穴道

STEP / 01 環跳穴

工具 / 2 號筷鋮

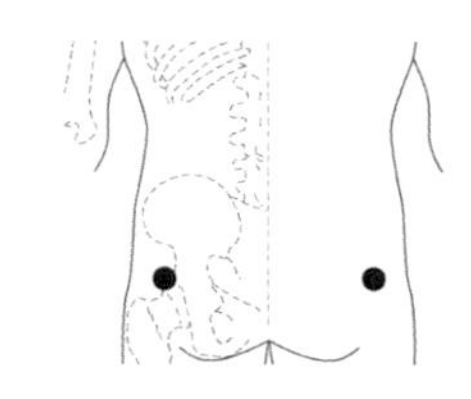

穴道位置　位於臀部外側的中央凹陷處。

取穴技巧　用手指按在臀部外側的中央凹陷處取穴。

按摩法

拿 2 號筷鋮 ⊖ 按、壓、揉臀部左側穴位（力道適中），並採呼吸法 ⊖ 換右側並重複動作。

呼吸法

採站姿，右手扶牆 ⊖ 吸氣時，左腿向前抬起，呈 90 度角；呼氣時，恢復原狀（一吸一呼算 1 次）⊖ 5 次 ⊖ 換右腳並重複動作。

STEP／02 腎俞穴

工具／1 號筷鍼

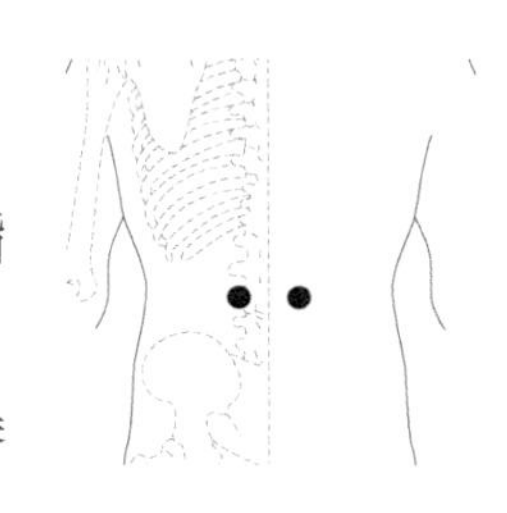

穴道位置 位於肚臍水平線與脊椎相交點向外兩橫指寬處。

取穴技巧 用手指從肚臍沿著身形向後水平連線至脊椎，再向外兩橫指寬處取穴。

按摩法

拿 1 號筷鍼 ⊖ 按、壓背部兩側穴位，並採呼吸法。

呼吸法

吸氣時，雙手向上舉；呼氣時，雙手放下，肩膀放鬆（一吸一呼算 1 次）⊖ 重複動作 10 次。

STEP／03 臀部阿是穴

工具／2 號筷鍼

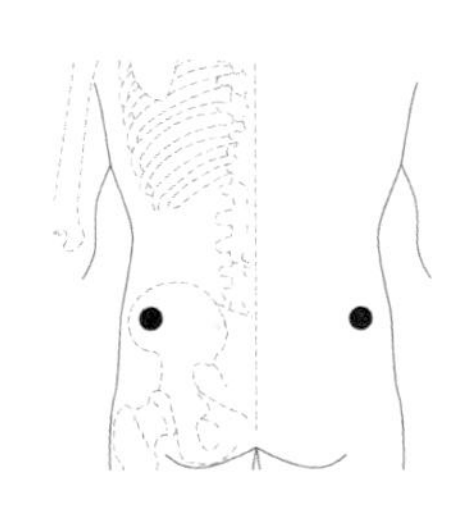

穴道位置 位於臀部最高點的位置。

取穴技巧 雙手手指向下，放在兩側臀部最高點的位置，在掌根觸碰到的隆起處取穴。

按摩法

拿 2 號筷鍼 ⊖ 按、壓臀部左側穴位，並採呼吸法 ⊖ 換右側並重複動作。

呼吸法

採站姿，右手扶牆 ⊖ 吸氣時，左腿向內側抬起，呈 45 度角；呼氣時，恢復原狀（一吸一呼算 1 次）⊖ 5 次 ⊖ 換右腿並重複動作。

09

- 美體 Body -

瘦大腿

Slim thighs

匀稱的大腿是不少女性的瘦身目標，因為不只能有更多的穿搭選擇，還能改善大腿的膚質，甚至給人苗條的視覺美感。

瘦大腿，除了讓大腿變好看之外，如果有腳部水腫、腳底冰冷等症狀，還能同時改善，因為造成大腿粗的原因，多半是因為久坐少動和姿勢不正確，使得腿部肌肉緊繃且僵硬，影響下肢的血液循環，就容易造成脂肪囤積和下肢水腫，以及大腿痠麻等狀況，因此瘦大腿的最好方法，就是促進下肢血液循環，可以透過適度運動、調整飲食、穴道按摩等方式，提高身體的代謝率，將體內多餘脂肪和水分代謝掉，避免產生贅肉。如果想要讓大腿變得緊實，還需要配合適量且正確的肌力訓練，才能有效雕塑出有線條又匀稱的腿型。

◆穴道按摩流程及動態影片 QR code

瘦大腿
穴道按摩流程

太谿穴

血海穴

風市穴

揉大腿內外側

ARTICLE 01

造成原因

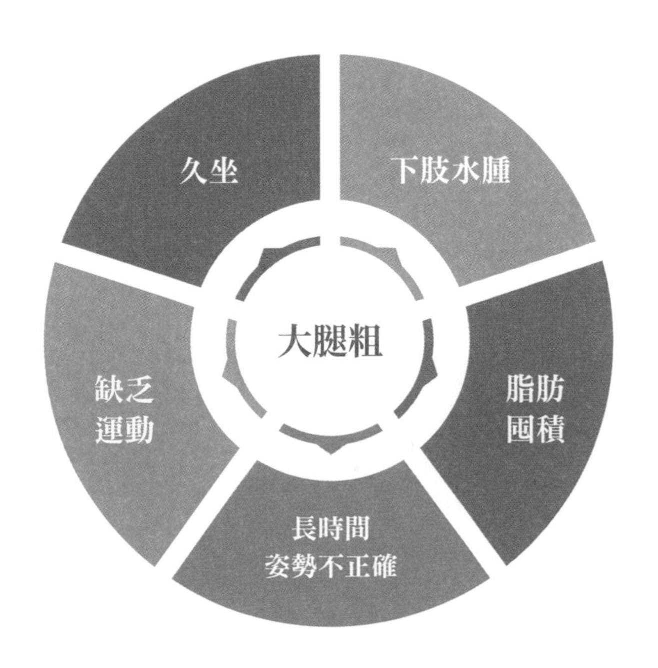

ARTICLE 02

預防方法

飲食定時定量

三餐定時定量且細嚼慢嚥，或採取少量多餐的方式，讓用餐的間隔時間合理不過長，避免餓過頭或吃過飽，造成腸胃不適。

飲食均衡且多喝水

每日均衡攝取六大類食物，並補充足夠的水分，不只可以促進新陳代謝，還可以增強腸胃機能，利於正常排便。

運動訓練後充分休息

不論是有氧運動或肌力訓練，運動後都要做足伸展運動，並充分休息，如果操之過急，不僅效果不彰，還容易造成肌肉過度疲勞。

養成運動的習慣

適度的運動可以燃燒多餘的脂肪，還可以雕塑身體曲線，因此建議每週至少 3 次，每次至少 30 分鐘，從事有助於塑身的有氧運動，如游泳、慢跑等。

適當按摩穴道

正確且適當的按摩穴道，能促進血液循環，有助於減少脂肪囤積，幫助瘦大腿。

ARTICLE 03

塑身穴道

STEP／01 太谿ㄒ一穴

工具／2 號筷鍼

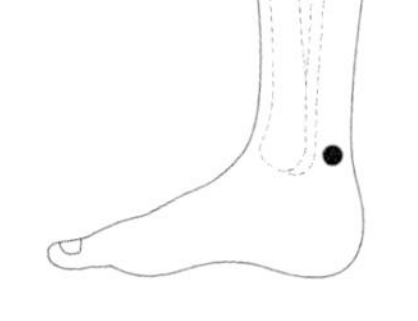

穴道位置　位於內腳踝與肌腱連線的中點處。

取穴技巧　用手指按在內腳踝與肌腱連線的中點處取穴。

按摩法

拿 2 號筷鍼 ⊖ 按、壓左腳穴位，並採呼吸法 ⊖ 2 分鐘 ⊖ 用手掌心輕揉穴位 ⊖ 轉動腳踝 10 ～ 20 次 ⊖ 換右腳並重複動作。

呼吸法

採坐姿，屈腿放在等高的椅子上 ⊖ 閉目養神、全身放鬆 ⊖ 腹式呼吸。

STEP ╱ 02 血海穴　　工具╱拇指指腹

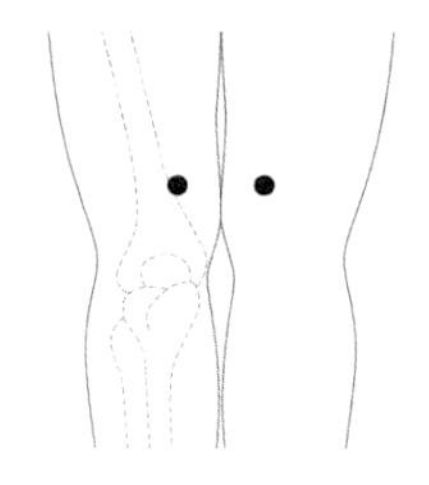

穴道位置　位於膝蓋骨內側向上三橫指寬處。

取穴技巧　膝蓋彎曲成直角，將掌心包住膝蓋骨，在拇指指尖碰觸到的位置取穴。

按摩法

用右手拇指指腹 ⊝ 按、壓、揉左腿穴位（力道適中），並採呼吸法 ⊝ 換右腿並重複動作。

呼吸法

採坐姿，屈腿放在等高的椅子上 ⊝ 腹式呼吸（一吸一呼算 1 次）⊝ 重複動作 20 次。

STEP ╱ 03 風市穴　　工具╱2 號筷鋮

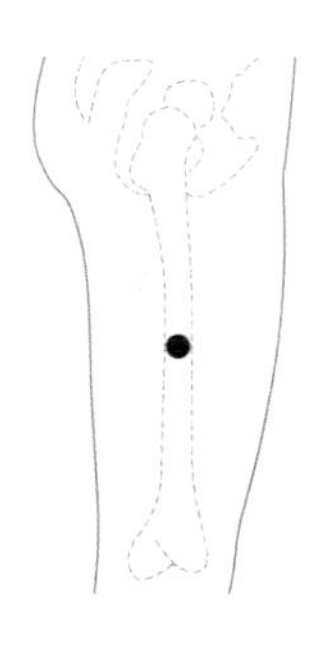

穴道位置　位於大腿外側的中央處。

取穴技巧　採站姿，手臂自然下垂並貼在大腿外側中線上，在中指指尖碰觸到的位置取穴。

按摩法

拿 2 號筷鋮 ⊝ 按、壓、揉兩腿穴位，並採呼吸法。

呼吸法

採站姿 ⊝ 腹式呼吸（一吸一呼算 1 次）⊝ 重複動作 10 次。

10

- 美體 Body -

瘦膝關節

Lose the flabs on knee

不少女性都想要擁有修長的美腿，讓身形比例顯得高挑迷人，因此總會針對大腿和小腿進行塑形，卻往往忘了渾圓的膝關節，也會影響腿部的整體美感。

膝關節雖是脂肪較少的部位，卻會因為久坐、姿勢不正確、缺乏運動、下半身肌力不足等因素，使得膝關節和肌肉衰退，進而無法支撐大腿肌肉，讓大腿肌肉受重力影響而下垂，形成所謂的「肉膝蓋」，另外，也容易讓大腿囤積脂肪，以及出現腿部水腫的狀況，因此只要改善生活習慣，時常鍛鍊腿部肌肉，並適當的按摩穴道，促進淋巴代謝和血液循環，就能有效瘦膝關節、大腿和小腿，擁有勻稱且修長的美腿。

◆ 穴道按摩流程及動態影片 QR code

瘦膝關節
穴道按摩流程

陽陵泉穴

陰陵泉穴

揉大腿內外側

揉小腿肚

ARTICLE 01

造成原因

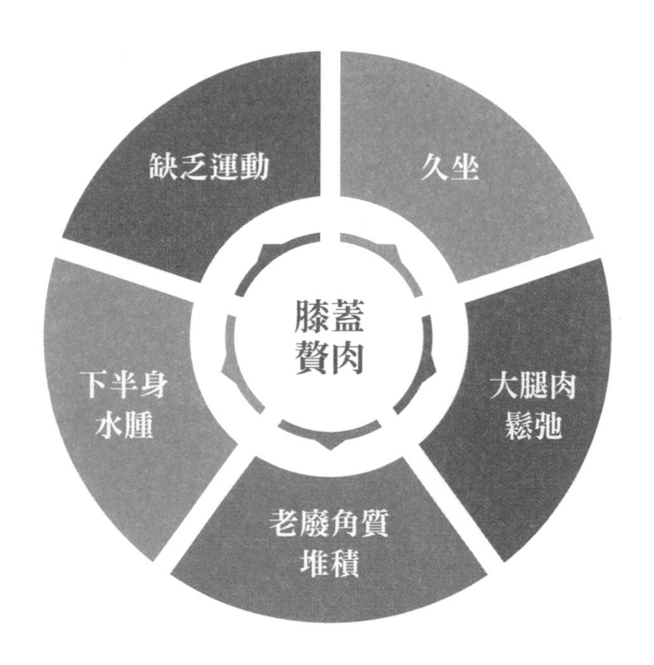

ARTICLE 02

預防方法

多攝取蔬菜水果

每日均衡攝取六大類食物，尤其是蔬菜水果，不但能促進新陳代謝，幫助排毒或排除老廢角質外，還能刺激腸胃蠕動，利於正常排便。

訓練腿部肌肉

每日進行單膝蹲、弓箭步或空中腳踏車等運動，可以刺激膝關節周邊的肌肉，不只能消除膝關節贅肉，還能瘦大腿和小腿，美化腿型。

養成運動的習慣

適度的運動可以燃燒多餘的脂肪，還可以促進血液循環，因此建議每週至少 3 次，每次至少 30 分鐘，從事有助於塑身的有氧運動，如游泳、慢跑等。

ARTICLE 03

塑身穴道

STEP / 01 陽陵泉穴

工具／4 號筷鍼

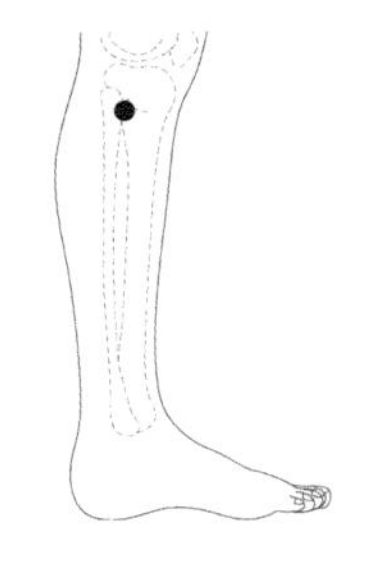

穴道位置　位於小腿外側，腓ㄈ骨向下一個拇指橫寬，再向下朝內側呈 45 度角的位置。

取穴技巧　膝蓋彎曲成直角，用手指按在腓骨向下一個拇指橫寬，再向下朝內側呈 45 度角的位置取穴。

按摩法

拿 4 號筷鍼 ⊖ 按、壓、揉兩腿穴位（力道適中），並採呼吸法。

呼吸法

採坐姿，屈膝成直角 ⊖ 腹式呼吸（一吸一呼算 1 次）⊖ 重複動作 10 次。

STEP / 02 陰陵泉穴

工具／4 號筷鍼

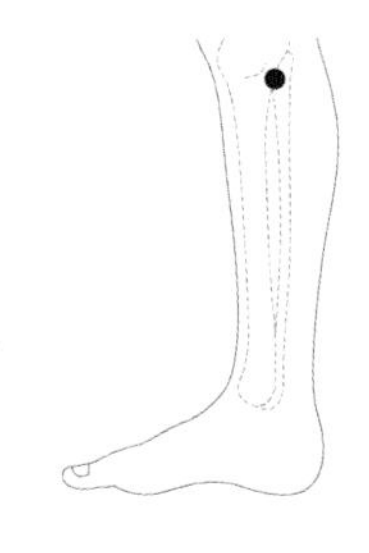

穴道位置　位於小腿內側，膝蓋內側旁隆起部位的下緣凹陷處。

取穴技巧　膝蓋彎曲成直角，用手指按在膝蓋內側隆起部位的下緣凹陷處取穴。

按摩法

拿 4 號筷鍼 ⊖ 按、壓左腳穴位，並採呼吸法 ⊖ 換右腳並重複動作。

呼吸法

採坐姿，屈膝成直角 ⊖ 腹式呼吸（一吸一呼算 1 次）⊖ 重複動作 10 次。

11

- 美體 Body -

蘿蔔腿

Muscular calves

時常久站、久坐、穿高跟鞋、墊腳、走路姿勢不正確等生活習慣，都會讓小腿變得越來越粗，有的人每到下午或晚間還會出現水腫的症狀，使得小腿變得腫脹，如同蘿蔔的形狀，讓不少女性為此感到苦惱。

透過調整生活習慣、矯正走路姿勢、減少墊腳的動作等，降低鍛鍊小腿肌肉，避免小腿變得粗壯，另外，配合均衡飲食、適度運動和穴道按摩等方式，能有效改善下肢的血液循環和水腫的症狀，並消耗體內過多的脂肪，使得小腿變得修長好看。

◆ 穴道按摩流程及動態影片 QR code

蘿蔔腿
穴道按摩流程

厲兌穴

湧泉穴

商丘穴

陽陵泉穴

陰陵泉穴

委中穴

承山穴

揉大腿內外側

揉小腿肚

ARTICLE 01

造成原因

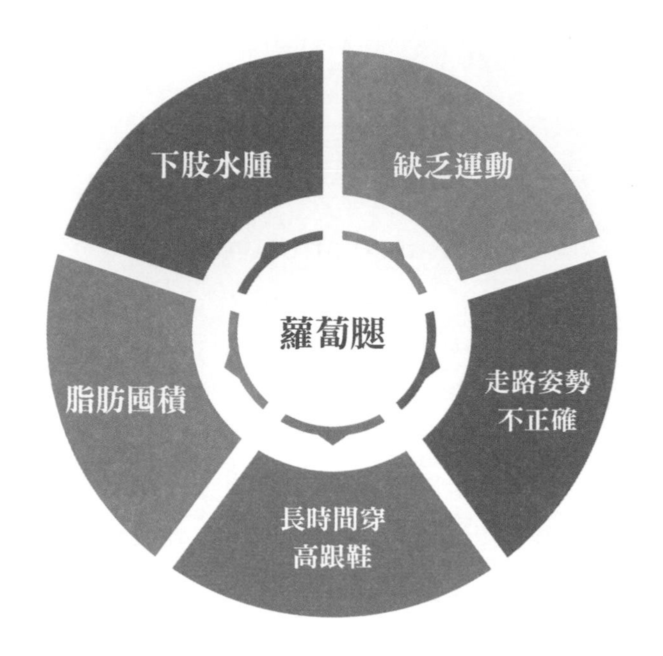

ARTICLE 02

預防方法

調整走路姿勢

踮腳、內八或外八等不良姿勢，長時間會影響腿部肌肉的發展，進而影響腿型。良好的走姿是腳後跟先著地，腳趾接著著地，然後腳後跟先離地，腳趾接著離地。

適時變換姿勢

每隔 1 小時左右，需改變長期不變的工作姿勢，避免久坐久站，可以透過走路，或是靠牆抬腿，紓解水腫的症狀。

飲食均衡且多喝水

每日均衡攝取六大類食物，並補充足夠的水分，不只可以促進新陳代謝，還可以增強腸胃機能，利於正常排便。

養成運動的習慣

適度的運動可以燃燒多餘的脂肪，還可以雕塑身體曲線，因此建議每週至少 3 次，每次至少 30 分鐘，從事有助於塑身的有氧運動，如游泳、慢跑等。

適當按摩穴位

正確且適當的按摩穴道，能促進血液循環，有助於消除蘿蔔腿。

ARTICLE 03 塑身穴道

STEP / 01 厲兌穴

工具 / 1 號筷鋮

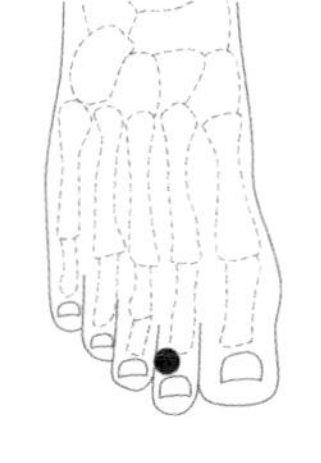

穴道位置 位於腳部第二趾的趾甲外側邊緣下方處。

取穴技巧 用手指按在腳部第二趾的趾甲外側邊緣下方處取穴。

按摩法

拿 1 號筷鋮 ⊖ 按、壓左腳穴位，並採呼吸法 ⊖ 換右腳並重複動作。

呼吸法

採坐姿，腿伸直放在等高的椅子上 ⊖ 閉目養神、全身放鬆 ⊖ 腹式呼吸（一吸一呼算 1 次）⊖ 重複動作 10 次。

STEP／02 湧泉穴

工具　1號筷鍼

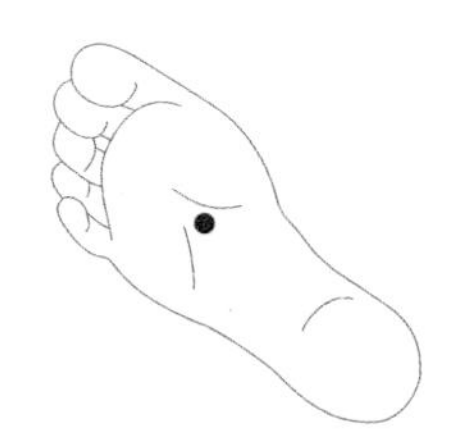

穴道位置	位於腳底的凹陷處。
取穴技巧	用手指按在腳底的凹陷處取穴。

ⓘ 按摩法

拿1號筷鍼⊝按、壓左腳穴位，並採呼吸法⊝換右腳並重複動作。

呼吸法

採坐姿，腿伸直放在等高的椅子上⊝腹式呼吸（一吸一呼算1次）⊝重複動作10次。

STEP／03 商丘穴

工具　2號筷鍼

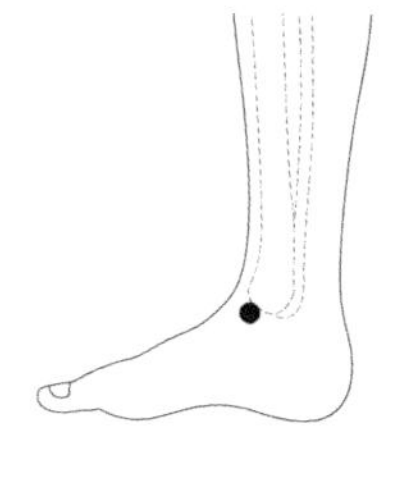

穴道位置	位於內腳踝凸出處向下前方的凹陷處。
取穴技巧	用手指按在內腳踝凸出處向下前方的凹陷處取穴。

ⓘ 按摩法

拿2號筷鍼⊝按、壓左腿穴位，並採呼吸法⊝換右腿並重複動作。

呼吸法

採坐姿，屈腿放在等高的椅子上⊝腹式呼吸（一吸一呼算1次）⊝重複動作10次。

STEP / 04 陽陵泉穴

工具 / 4 號筷鍼

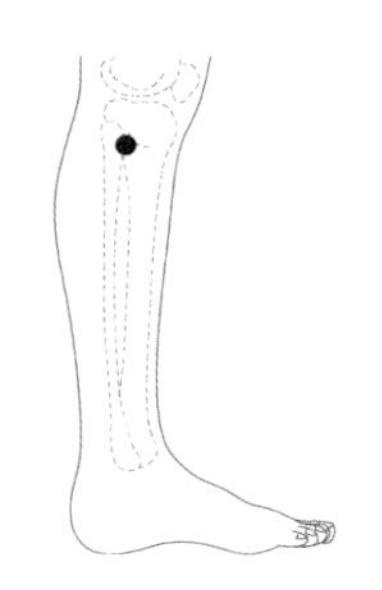

穴道位置 位於小腿外側，腓ㄈㄟˊ骨向下一個拇指橫寬，再向下朝內側呈 45 度角的位置。

取穴技巧 膝蓋彎曲成直角，用手指按在腓骨向下一個拇指橫寬，再向下朝內側呈 45 度角的位置取穴。

按摩法

拿 4 號筷鍼 ⊖ 按、壓、揉兩腿穴位（力道適中），並採呼吸法。

呼吸法

採坐姿，屈膝成直角 ⊖ 腹式呼吸（一吸一呼算 1 次）⊖ 重複動作 10 次。

STEP / 05 陰陵泉穴

工具 / 4 號筷鍼

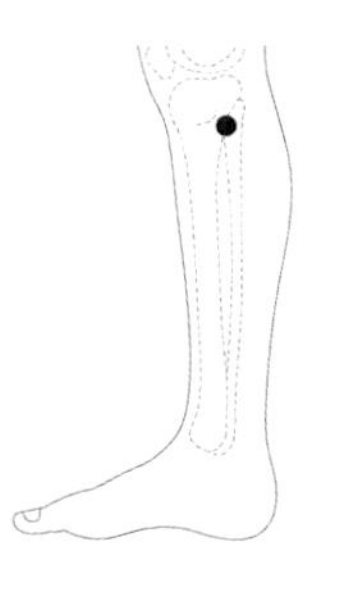

穴道位置 位於小腿內側，膝蓋內側旁隆起部位的下緣凹陷處。

取穴技巧 膝蓋彎曲成直角，用手指按在膝蓋內側隆起部位的下緣凹陷處取穴。

按摩法

拿 4 號筷鍼 ⊖ 按、壓左腳穴位，並採呼吸法 ⊖ 換右腳並重複動作。

呼吸法

採坐姿，屈膝成直角 ⊖ 腹式呼吸（一吸一呼算 1 次）⊖ 重複動作 10 次。

STEP／06 委中穴

工具／2號筷鍼

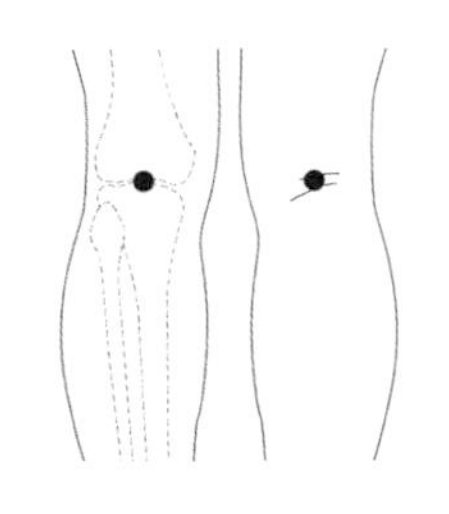

穴道位置　位於膝蓋後方橫紋的中點處。

取穴技巧　用手指按在膝蓋後方橫紋的中點處取穴。

按摩法

拿 2 號筷鍼 ⊖ 按、壓兩腿穴位，並採呼吸法。

呼吸法

採站姿 ⊖ 吸氣時，雙手向上舉；呼氣時，雙手放下，肩膀放鬆（一吸一呼算 1 次）⊖ 重複動作 10 次。

STEP／07 承山穴

工具／拇指指腹

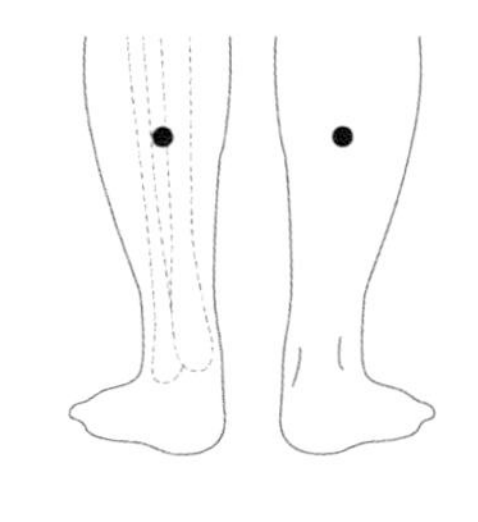

穴道位置　位於小腿肚正下方的中央凹陷處。

取穴技巧　用手指按在小腿肚正下方的中央凹陷處取穴。

按摩法

用右手拇指指腹（四指輔助施力）⊖ 按、壓、揉左腿穴位，並採呼吸法 ⊖ 換右腿並重複動作。

呼吸法

採坐姿，屈腿放在等高的椅子上 ⊖ 腹式呼吸（一吸一呼算 1 次）⊖ 重複動作 20 次。

PART 5

附錄

各式穴道簡表

❖ 頭部穴道

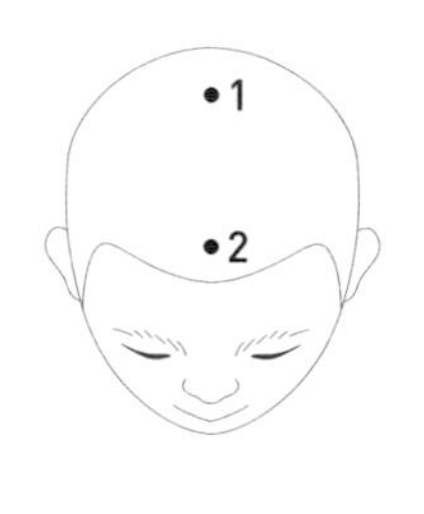

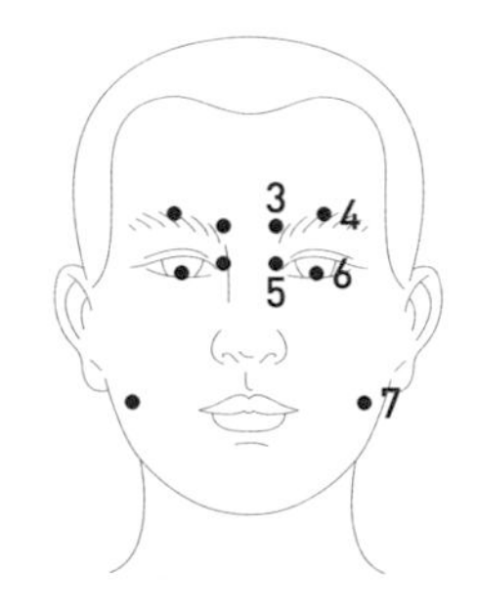

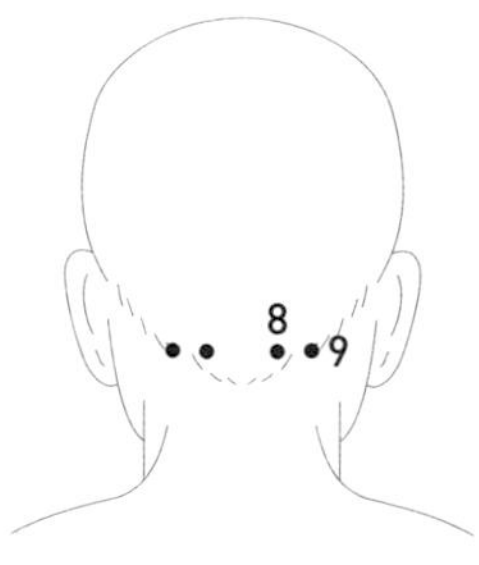

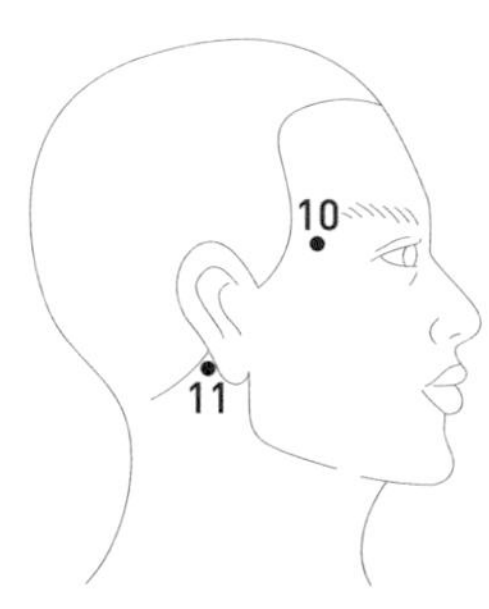

no.	穴道／適用症狀
01	**百會穴** 高血壓、失語症、頭痛、掉髮、暈眩、失眠
02	**上星穴** 頭痛、精神不濟、暈眩、眼睛疲勞、失眠、高血壓、鼻塞、過敏性鼻炎
03	**攢竹穴** 頭痛、暈眩、過敏性鼻炎、眼睛充血、眼睛疲勞
04	**魚腰穴** 頭痛、黑眼圈、眼部浮腫、近視、眼瞼下垂、眼睛疲勞
05	**睛明穴** 眼睛疲勞、過敏性鼻炎、黑眼圈、近視
06	**承泣穴** 近視、黑眼圈、眼睛充血、眼睛疲勞、三叉神經痛、眼肌痙攣、、眼袋鬆弛、顏面神經麻痺

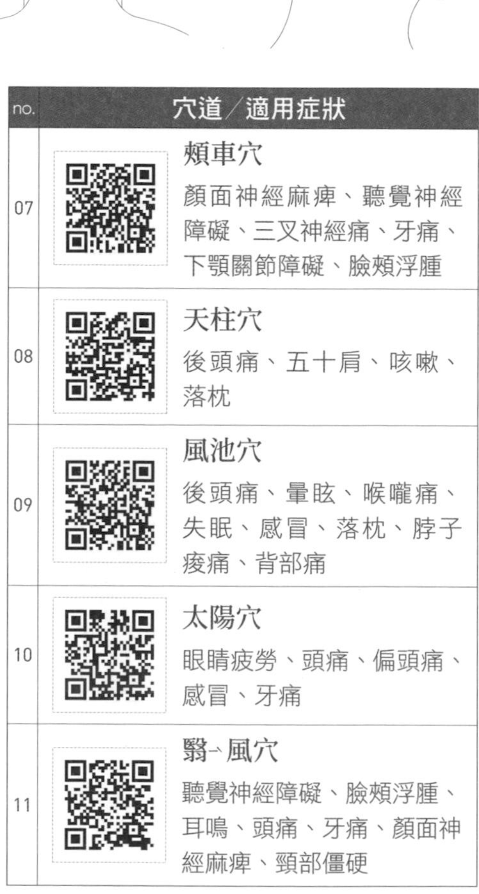

no.	穴道／適用症狀
07	**頰車穴** 顏面神經麻痺、聽覺神經障礙、三叉神經痛、牙痛、下顎關節障礙、臉頰浮腫
08	**天柱穴** 後頭痛、五十肩、咳嗽、落枕
09	**風池穴** 後頭痛、暈眩、喉嚨痛、失眠、感冒、落枕、脖子痠痛、背部痛
10	**太陽穴** 眼睛疲勞、頭痛、偏頭痛、感冒、牙痛
11	**翳風穴** 聽覺神經障礙、臉頰浮腫、耳鳴、頭痛、牙痛、顏面神經麻痺、頸部僵硬

❖ 身體穴道

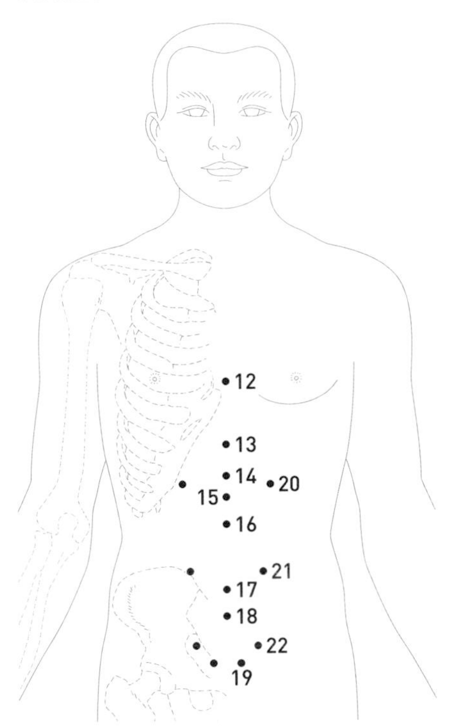

no.	穴道／適用症狀
12	膻中穴 胸悶、咳嗽、氣喘、打嗝、焦躁不安、肋間神經痛、乳腺不通
13	巨闕穴 胸痛、咳嗽、心悸、健忘、胃痛、嘔吐、打嗝、焦躁、精神不濟
14	中脘穴 頭痛、腰痛、胃痛、胸悶、嘔吐、心悸、水腫、耳鳴、便秘、胃食道逆流、胃脹氣

no.	穴道／適用症狀
15	下脘穴 胃痛、打嗝、嘔吐、腹脹、腹瀉、食慾不振、消化不良
16	水分穴 胃痛、腹瀉、腹脹、嘔吐、水腫、腰痠背痛
17	氣海穴 自律神經失調、月經不順、生理痛、手腳冰冷、水腫、腹痛、便秘、陽痿、早洩
18	關元穴 月經不順、生理痛、頻尿、尿漏、腹痛、消化不良、陽痿、虛冷症
19	橫骨穴 頻尿、生理痛、月經不順、腰痛不能站立
20	梁門穴 腹痛、腹脹、腸鳴、便秘、嘔吐、食慾不振
21	天樞穴 腰痛、胃痛、胸悶、心悸、嘔吐、腹脹、經期不順、生理痛、便秘
22	歸來穴 月經不順、子宮下垂、白帶、膀胱炎、尿道炎

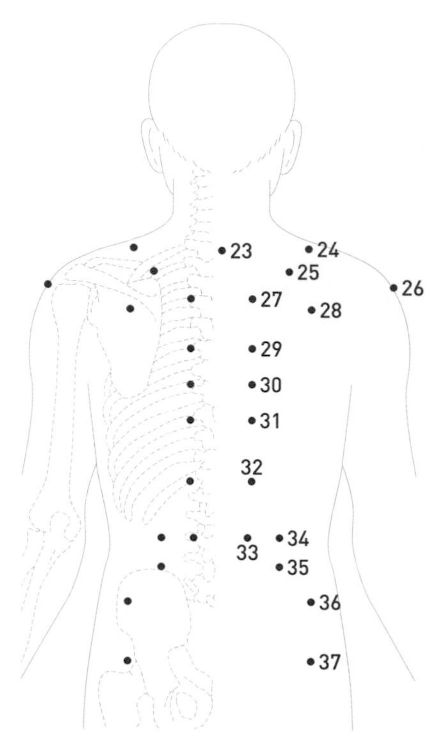

no.	穴道／適用症狀
23	大椎穴 發燒、喉嚨痛、脖子痠痛、感冒、手腳冰冷
24	肩井穴 背部痛、後頭部痛、頸部痠痛、肩膀痠痛
25	肩部阿是穴 頸椎或肩膀麻疼痛、落枕、五十肩
26	肩髃ㄡˇ穴 頸部淋巴結腫脹、五十肩、肩肘關節沾黏麻痛
27	肺俞穴 咳嗽、氣喘、肩膀痠痛、肩背痠痛、皮膚過敏、盜汗
28	天宗穴 肩膀痠痛、咳嗽、五十肩、肩關節沾黏
29	心俞穴 肋間神經痛、貧血、胸悶、失眠、焦躁不安
30	膈俞穴 橫膈肌痙攣、嘔吐、打嗝、氣喘、盜汗、過敏
31	肝俞穴 背肌痛、腰痛、神經衰弱、精神不濟、失眠、暈眩、焦躁不安、眼睛不適
32	脾俞穴 腹脹、腹痛、貧血、糖尿病、消化不良
33	腎俞穴 腰痛、咳嗽、耳鳴、水腫、消化不良、坐骨神經痛、五十肩、生理痛、月經不順
34	志室穴 腰膝痠軟疼痛、下肢無力、水腫、補肝腎（養生）
35	腰部阿是穴 膝及小腿障礙、慢性疲勞、半身麻痺、坐骨神經痛
36	臀部阿是穴 坐骨神經痛、腰痛
37	環跳穴 坐骨神經痛、腰痛、便秘、水腫肥胖、下肢麻痺

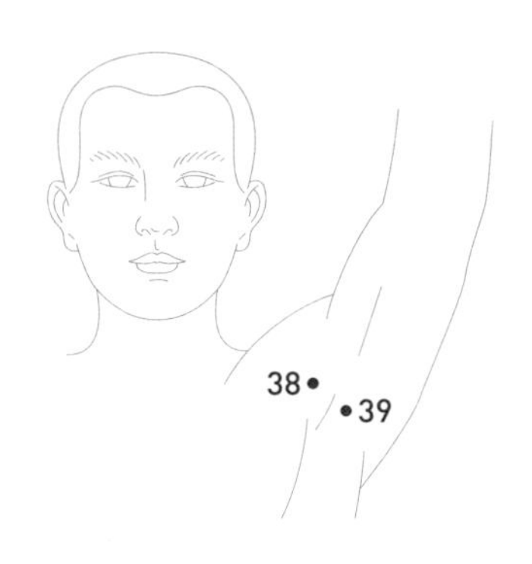

no.	穴道／適用症狀
38	**胸部阿是穴** 五十肩、肩頸神經障礙、胸部疼痛、咳嗽、氣喘
39	**極泉穴** 憂鬱症、心胸痛、腋窩淋巴腺阻塞、腋臭、肘臂冷痛

❖ 手掌穴道

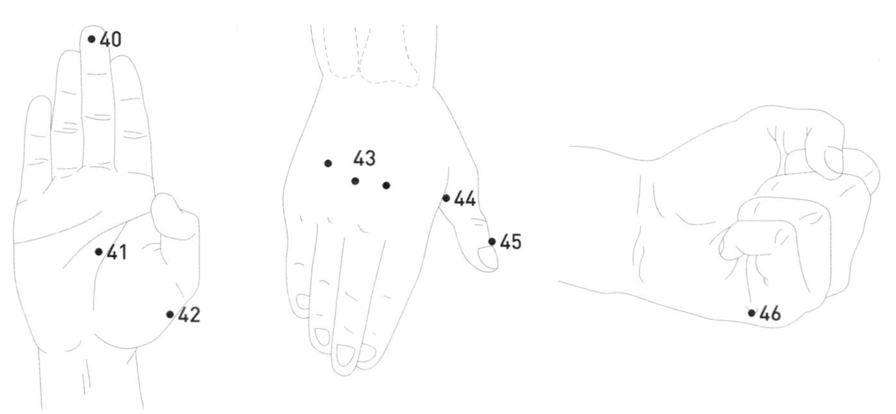

no.	穴道／適用症狀
40	**中衝穴** 頭痛、中風昏迷、焦躁、中暑、心悸、暈車、胸悶
41	**勞宮穴** 胸悶、口臭、失神、胃痛、手掌熱
42	**魚際穴** 喉嚨痛、咳嗽、板機指
43	**手部阿是穴** 滑鼠手、手臂麻痛

no.	穴道／適用症狀
44	**合谷穴** 顏面神經麻痺、高血壓、肩膀痠痛、喉嚨痛、手肘痠痛
45	**少商穴** 咽喉炎、扁桃腺炎、咳嗽、氣喘、拇指或食指麻木
46	**後谿ㄒㄧ穴** 頭痛、落枕、尺神經麻痺、脖子僵硬、肩膀痠痛、眼睛疾病、盜汗

❖ 手臂穴道

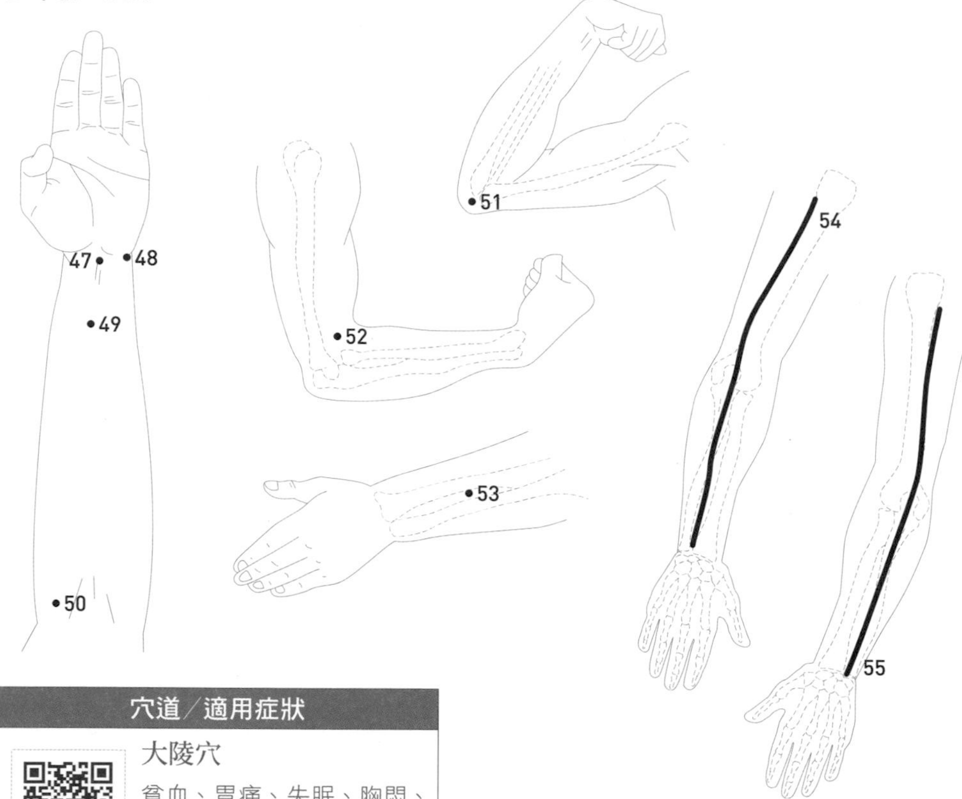

no.		穴道／適用症狀
47	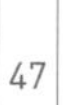 	**大陵穴** 貧血、胃痛、失眠、胸悶、精神不濟、焦躁不安、心悸、板機指、腕關節痛、口臭
48		**神門穴** 心痛、失眠、焦躁不安、發音障礙、掌心熱、失智症
49		**內關穴** 失眠、胸悶、焦躁不安、生理痛、心悸、手肘麻痛、脖子痠痛、偏頭痛、感冒
50		**尺澤穴** 咳嗽、氣喘、手肘麻痛、喉嚨痛
51		**小海穴** 尺神經麻痛、手肘麻痛、電腦手、肩頸痠痛、頭痛、目眩、耳鳴

no.		穴道／適用症狀
52		**曲池穴** 肩頸肘關節痠痛、高血壓、半身麻痺
53		**支溝穴** 胸脘痞悶、脇肋痠痛、肋間神經痛、便秘（習慣性）、腹脹、手臂痠痛、肩膀痠痛、指頭痠麻
54		**手臂阿是穴（外側）** 網球肘、電腦手、手臂或肘關節痠痛、高爾夫球肘
55		**手臂阿是穴（內側）** 頭痛、脖子僵硬、扁桃腺炎、尺神經麻痺、盜汗、腰痛

❖ 腿部穴道

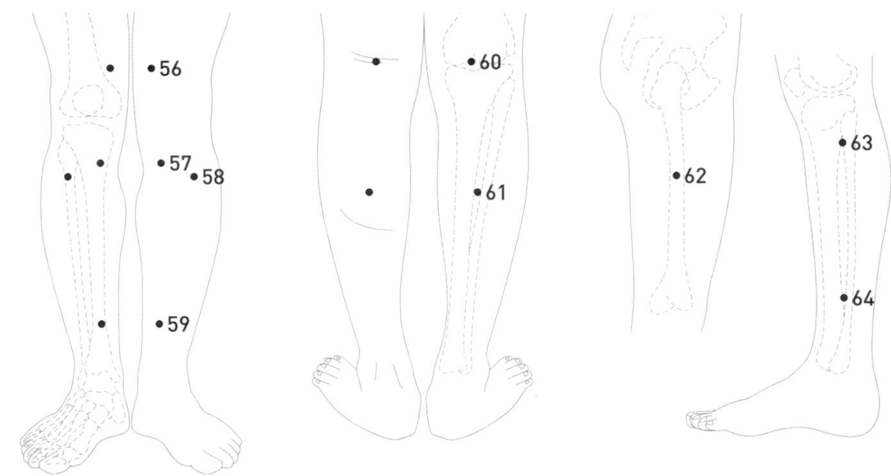

no.	穴道／適用症狀
56	**血海穴** 生理痛、月經不順、貧血、膝關節痛、改善過敏體質
57	**陰陵泉穴** 水腫、膝關節疼痛、腹脹、更年期症候群
58	**足三里穴** 消化系統的諸患症、嘔吐、失眠、生理痛、腸胃不適、胃痙攣、便秘、慢性疲勞、半身麻痺、膝及小腿障礙、憂鬱症
59	**三陰交穴** 腹瀉、月經不順、生理痛、失眠、腿部痠痛、便秘、消化不良、水腫
60	**委中穴** 小腿抽筋、坐骨神經痛、腰痠背痛、膝蓋痠痛、中風

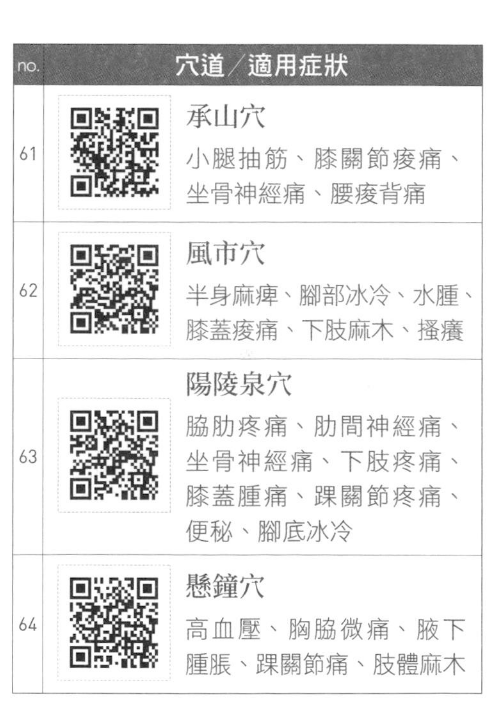

no.	穴道／適用症狀
61	**承山穴** 小腿抽筋、膝關節痠痛、坐骨神經痛、腰痠背痛
62	**風市穴** 半身麻痺、腳部冰冷、水腫、膝蓋痠痛、下肢麻木、搔癢
63	**陽陵泉穴** 脇肋疼痛、肋間神經痛、坐骨神經痛、下肢疼痛、膝蓋腫痛、踝關節疼痛、便秘、腳底冰冷
64	**懸鐘穴** 高血壓、胸脇微痛、腋下腫脹、踝關節痛、肢體麻木

❖ 腿部穴道

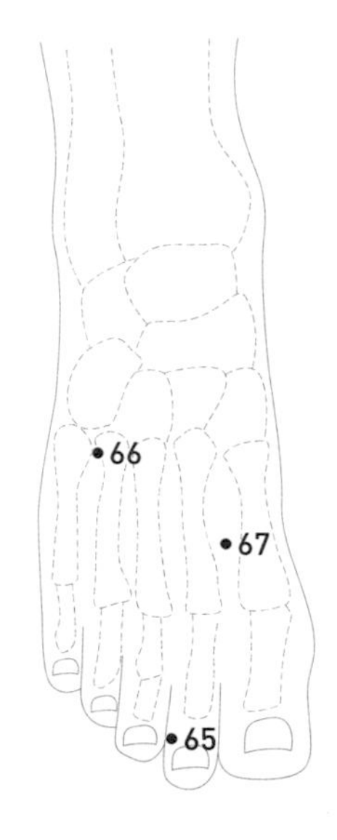

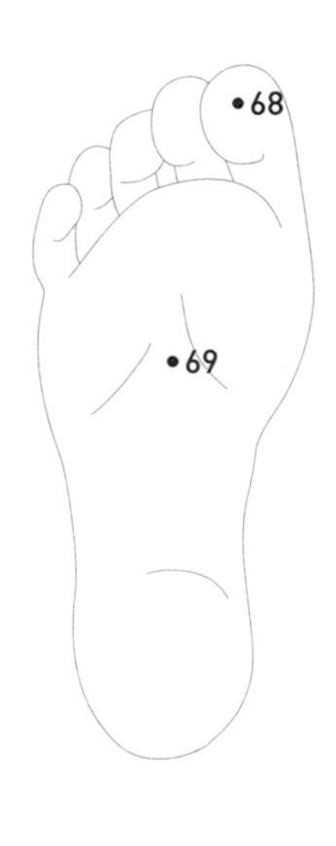

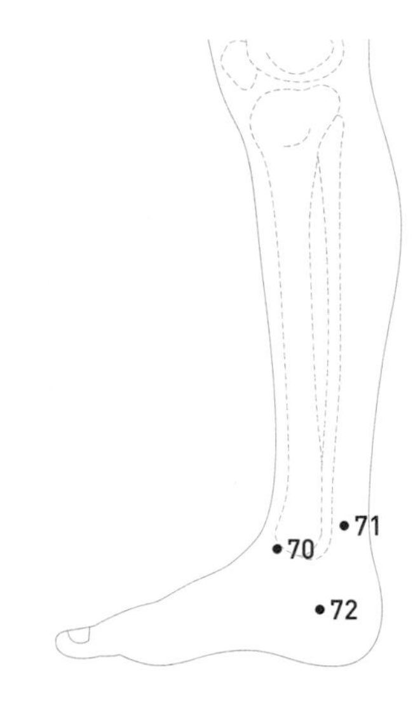

no.	穴道／適用症狀
65	厲兌穴 胃脹氣、精神不濟、暈車、臉部浮腫、牙痛、多夢
66	足臨泣穴 腰痛、偏頭痛、眼睛疲勞、足背痛、暈眩、眼睛疾病
67	太衝穴 暈眩、高血壓、肝火過大、月經不順、生理痛、腰痛、偏頭痛、眼睛疾病
68	腳拇趾阿是穴 頭痛、暈眩、眼睛疲勞、神經衰弱、手腳冰冷

no.	穴道／適用症狀
69	湧泉穴 腰痠、月經不順、頭痛、心悸、失眠、手腳冰冷、高血壓
70	商丘穴 便秘、腹脹、精神不濟、腳背痛、足關節腫脹或疼痛
71	太谿ㄒㄧ穴 咽喉痛、牙根痠痛、耳鳴、耳聾、陽痿、手腳冰冷、頻尿、下肢無力、月經失調
72	腳部阿是穴 腳底筋膜炎、水腫

Tip 本書中所有使用的穴道按摩療程 QR Code。

改善症狀關鍵穴道對照表

部位	症狀	穴道	頁碼
頭臉部	頭痛	太陽穴、攢ㄗㄢˋ竹穴、上星穴	24
	耳鳴	風池穴、天柱穴、翳ㄧˋ風穴	28
	中風	厲兌穴、中衝穴、膈俞穴、風池穴、神門穴、勞宮穴、大陵穴、極泉穴、足三里穴、三陰交穴、湧泉穴、胸部阿是穴、肩部阿是穴	98
	眼睛疲勞	太陽穴、攢竹穴、魚腰穴	108
	眼壓過高	攢竹穴、魚腰穴、承泣穴、太衝穴、厲兌穴	112
	消眼袋	厲兌穴、湧泉穴、足三里穴、攢竹穴、承泣穴	200
	瘦臉部	攢竹穴、頰車穴	192
	黑眼圈	攢竹穴、晴明穴、魚腰穴、承泣穴	195
	改善膚質	曲池穴、合谷穴、攢竹穴、極泉穴、陰陵泉穴	205
肩頸部	落枕	合谷穴、肩髃ㄩˊ穴、後谿ㄒㄧ穴、肩部阿是穴	32
	五十肩	肩井穴、天宗穴、心俞穴、曲池穴、肩部阿是穴	117
	肩膀痠痛	肩井穴、天宗穴、風池穴、曲池穴、大椎穴、肩部阿是穴	122
	脖子痠痛	中衝穴、風池穴、天柱穴、肩井穴、大椎穴、內關穴	128
胸部	胸悶	厲兌穴、懸鐘穴、心俞穴、肺俞穴、中衝穴、神門穴、合谷穴	41
	心悸	中衝穴、勞宮穴、神門穴、天宗穴	36
	心肌梗塞	厲兌穴、中衝穴、膻中穴、勞宮穴、魚際穴、大陵穴、胸部阿是穴	47
腰腹部	腰痛	腎俞穴、委中穴、湧泉穴、厲兌穴、足三里穴、腰部阿是穴	53
	胃痛	巨闕ㄑㄩㄝˋ穴、中脘穴、梁門穴、天樞穴、氣海穴、關元穴、足三里穴、三陰交穴	145
	胃痙攣	足三里穴、厲兌穴	151
	生理痛	肝俞穴、脾俞穴、腎俞穴、氣海穴、血海穴、三陰交穴	59

部位	症狀	穴道	頁碼
腰腹部	便秘	中脘穴、水分穴、氣海穴、關元穴、天樞穴、歸來穴、足三里穴、三陰交穴	65
	坐骨神經痛	後谿穴、橫骨穴、環跳穴、委中穴、承山穴、陽陵泉穴	159
	瘦腰部	腎俞穴、志室穴、臀部阿是穴、腰部阿是穴	215
	瘦臀部	環跳穴、腎俞穴、臀部阿是穴	226
	消腹部	巨闕穴、中脘穴、下脘穴、水分穴、氣海穴、關元穴、天樞穴、歸來穴	219
手足部	手肘麻痛	手部阿是穴、肩井穴、小海穴、尺澤穴、曲池穴、手臂阿是穴（外側）、手臂阿是穴（內側）	134
	滑鼠手	少商穴、魚際穴、曲池穴、手臂阿是穴（外側）、手臂阿是穴（內側）	140
	瘦手臂	天宗穴、曲池穴、極泉穴、手臂阿是穴（外側）、手臂阿是穴（內側）	210
	腳部水腫	厲兌穴、湧泉穴、足三里穴、承山穴	71
	腳抽筋	血海穴、委中穴、承山穴	76
	腳底冰冷	氣海穴、關元穴、足三里穴、湧泉穴、三陰交穴、懸鐘穴、足臨泣穴	80
	瘦大腿	太谿穴、血海穴、風市穴	230
	瘦膝關節	陽陵泉穴、陰陵泉穴	234
	蘿蔔腿	厲兌穴、湧泉穴、商丘穴、陽陵泉穴、陰陵泉穴、委中穴、承山穴	237
精神狀況	注意力不集中	百會穴、風池穴、肩井穴、神門穴	175
	記憶力減退	百會穴、神門穴、太陽穴、湧泉穴、腳拇趾阿是穴	170
	焦躁不安	膻中穴、神門穴、百會穴、後谿穴、腳部阿是穴、腳拇趾阿是穴	165
	失眠	厲兌穴、百會穴、神門穴、內關穴、足三里穴、三陰交穴	180
	憂鬱症	天柱穴、支溝穴、膻中穴、足三里穴、腳拇趾阿是穴	186
全身	感冒	攢竹穴、太陽穴、風池穴、上星穴、合谷穴、曲池穴	86
	貧血	中脘穴、合谷穴、足三里穴、血海穴、三陰交穴、膈俞穴	92
	肌腱炎	內關穴、太谿穴、曲池穴	155

Q&A

◈ 筷鍼相關問題

Ⓠ 如果覺得 1 號筷鍼按摩太痛，可以改用 2 號筷鍼嗎？

Ⓐ 可以，依個人對於疼痛的忍受程度，調整使用的筷鍼號數。

Ⓠ 筷鍼按摩的次數越多越好嗎？

Ⓐ 過度按摩，容易造成皮膚和肌肉傷害，而且在按摩時，即便次數合適，如果施力的角度不對或太過用力，也容易造成傷害。

Ⓠ 筷鍼可以用水清洗嗎？

Ⓐ 木製的筷鍼可用清水洗淨，必要時，也可使用清潔劑，以保持筷鍼潔淨。

Ⓠ 使用筷鍼揉穴道時，一定要順時針嗎？

Ⓐ 不一定，順時針按摩為個人習慣性動作。

Ⓠ 3 號筷鍼多半是在什麼情況下才會使用？

Ⓐ 當骨縫中間的肌肉沾黏時，就可使用 3 號筷鍼，並搭配手腳的肢體動作，以改善肌肉沾黏部位的不適症狀。

Ⓠ 可以用筷子取代筷鍼進行按摩嗎？

Ⓐ 不行。筷子是用來吃飯；筷鍼則是用來按、壓、揉穴道，養生保健。兩者的用途和形狀不同，應各司其職，才能發揮其功用。

Ⓠ 筷鍼按摩時，部分穴道除了按、壓之外，為什麼還需揉的動作？

Ⓐ 揉穴道可以使緊繃的肌肉與神經放鬆，以提升活絡筋骨、暢通氣血的按摩功效。

Ⓠ 筷鍼平時需要保養嗎？

Ⓐ 視情況而定，平時可用酒精擦拭，如有沾黏上潤滑劑（如青草藥膏），需用清潔劑與清水洗淨，並晾乾。

Ⓠ 每個人需要的按摩時間都相同嗎？

Ⓐ 穴道的按摩次數視年齡和身體狀況而定。通常 20 ～ 40 歲的人，一個穴道按摩約 10 次，每次配合腹式呼吸約 15 ～ 20 秒；而 40 ～ 50 歲的人，一個穴道按摩約 20 ～ 30 次，同樣配合腹式呼吸，就能感受到按摩功效。

◈ 推筋棒相關問題

Ⓠ 推筋棒平時如何保養？

Ⓐ 平時用酒精擦拭，如有用藥草膏之類的潤滑劑，需用清潔劑與清水洗淨，並晾乾。

Ⓠ 推筋棒可以用一來一回的方式進行按摩嗎？

Ⓐ 視部位而定。比如，肩膀部位，需由頸部的上端往下推至肩峰；大腿的穴道，則可一來一回或一上一下，進行按摩。

Ⓠ 進行按摩時，手握推筋棒的哪個位置比較適合出力？

Ⓐ 不一定，手只要能輕鬆握著推筋棒，並以均勻的力道按摩，就是最恰當的使用方式。

Ⓠ 使用鋭角邊刮痧時，需要有一定的角度嗎？

Ⓐ 沒有固定的角度，但通常會以 75 度角最為合適。

Ⓠ 刮痧是直到皮膚泛紅且出現紅點，才能結束嗎？

Ⓐ 刮痧時，通常只要刮到皮膚泛紅，就已達到功效，不一定要出現紅點才結束。

Ⓠ 推筋棒按摩的次數每個人都相同嗎？

Ⓐ 不一定，需視個人情況或按摩部位而定。通常 20 ～ 40 歲的人，按摩約 10 次；40 ～ 50 歲的人，按摩約 20 ～ 30 次。

◈ 穴道按摩相關問題

Ⓠ 任何身體問題都能透過穴道按摩改善嗎？

Ⓐ 只要透過正確的按摩方法，並配合適當的運動，任何身體問題都能有所改善。

Ⓠ 按摩是越痛越有效嗎？

Ⓐ 不是，只要感覺到痠痛即可，並非越痛越好。

Ⓠ 按摩一定要從左邊開始再換右邊嗎？

Ⓐ 雖是個人習慣性動作，但最好先從左邊開始再換右邊。

Ⓠ 在按摩過程中，感覺特別痠痛，還要繼續下去嗎？

Ⓐ 可以減輕一點力道，或休息一下，再繼續按摩。

Ⓠ 按摩完感覺穴道部位特別痠痛該怎麼辦？

Ⓐ 如果有特別痠痛的部位，可以用手掌或指腹輕揉痠痛部位，使其筋絡鬆軟且疏通。

Ⓠ 小孩適合進行穴道按摩嗎？

Ⓐ 要有按摩的相關知識（如父母），才可幫小孩進行按摩，以免造成傷害。

Ⓠ 孕婦出現腳部水腫的症狀時，可以進行書中的穴道按摩嗎？

Ⓐ 可以，但只能輕輕按摩孕婦腿部和腳部的穴道，切記不可按摩腹部或腰部的穴道。

Ⓠ 手術過後，可以在傷口以外的部位進行穴道按摩嗎？

Ⓐ 術後 2 個星期，才可在傷口以外的部位進行穴道按摩。

Ⓠ 按摩完一定要喝溫開水嗎？

Ⓐ 喝 300cc ～ 500cc 的溫開水，可以促進新陳代謝，有助於排出體內毒素。

Ⓠ 穴道按摩需要天天做才有效嗎？

Ⓐ 每天按摩穴道的效果最好，若是無法每天按摩，至少 2 ～ 3 天內需按摩 1 次。

Ⓠ 如果孕婦要進行按摩，有什麼需要特別注意的事項？

Ⓐ 孕婦只適合輕輕按摩手、腿、腳、頸或背部的穴道，切記不可按摩腹部的穴道。

Ⓠ 正在服用西藥或中藥的情況下，可以做穴道按摩嗎？

Ⓐ 穴道按摩通常在飯後 2 小時進行，所以只要服藥後不馬上進行按摩，西藥或中藥都不會造成影響。

Ⓠ 中午 11 點～ 13 點、晚上 23 點～ 1 點，為什麼不適合按摩？

Ⓐ 中午 11 點～ 13 點時，血液流至心經，又是在吃飯時間，所以不適合；晚上 23 點～ 1 點，血液流至膽經，又是在睡覺時間，所以不適合。

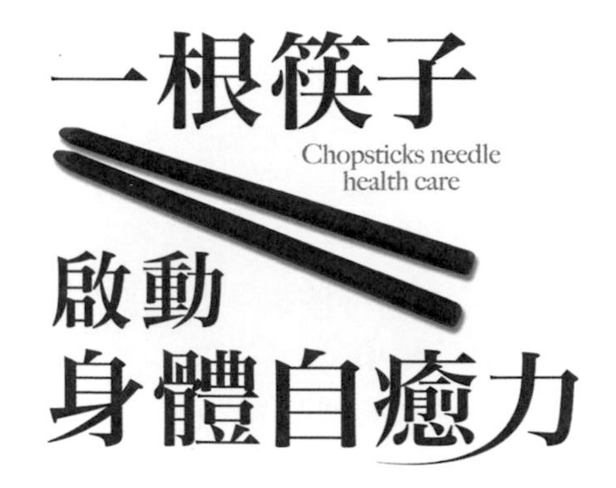

書　　名　一根筷子啓動身體自癒力：隨來筷鍼X居家保健
作　　者　游基聰
發 行 人　程顯灝
總 編 輯　盧美娜
主　　編　譽緻國際美學企業社・莊旻嬑
助理編輯　譽緻國際美學企業社・黃品綺
美　　編　譽緻國際美學企業社・羅光宇
封面設計　洪瑞伯
攝 影 師　吳曜宇
穴道校對　吳淑梅
模 特 兒　何淑敏

藝文空間　三友藝文複合空間
地　　址　106台北市大安區安和路二段213號9樓
電　　話　(02) 2377-1163

發 行 部　侯莉莉
出 版 者　四塊玉文創有限公司
總 代 理　三友圖書有限公司
地　　址　106 台北市安和路 2 段 213 號 4 樓
電　　話　(02) 2377-4155
傳　　真　(02) 2377-4355
E-mail　service@sanyau.com.tw
郵政劃撥　05844889 三友圖書有限公司

總 經 銷　大和書報圖書股份有限公司
地　　址　新北市新莊區五工五路 2 號
電　　話　(02) 8990-2588
傳　　真　(02) 2299-7900

初　　版　2017 年 9 月
定　　價　新臺幣 420 元
ISBN　978-986-95017-6-7 (平裝)

國家圖書館出版品預行編目 (CIP) 資料

一根筷子啓動身體自癒力：隨來筷鍼 x 居家保健 / 游基聰作 . -- 初版 . -- 臺北市：四塊玉文創, 2017.09
面；　公分
ISBN 978-986-95017-6-7(平裝)

1. 按摩 2. 經穴

413.92　　106014518

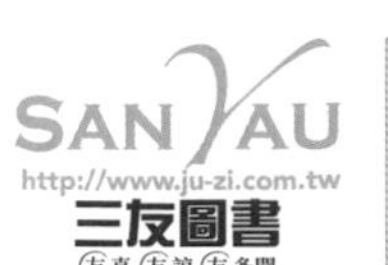

三友官網

三友 Line@